大肠肿瘤病理诊断的讨论和未来展望

日本《胃与肠》编委会　编著

《胃与肠》翻译委员会　译

北方联合出版传媒（集团）股份有限公司

辽宁科学技术出版社

Authorized translation from the Japanese Journal, entitled
胃と腸　第54巻 第11号
大腸腫瘍の病理診断の課題と将来展望
ISSN：0536-2180
編集：「胃と腸」編集委員会
協力：早期胃癌研究会
Published by Igaku-Shoin LTD., Tokyo Copyright © 2019

图书在版编目（CIP）数据

大肠肿瘤病理诊断的讨论和未来展望 / 日本《胃与肠》编委会编著；《胃与肠》翻译委员会译. -- 沈阳：辽宁科学技术出版社，2024.11. -- ISBN 978-7-5591-3837-8

Ⅰ. R735.34
中国国家版本馆CIP数据核字第2024XD6638号

出版发行：辽宁科学技术出版社
　　　　　（地址：沈阳市和平区十一纬路25号　邮编：110003）
印　刷　者：辽宁新华印务有限公司
经　销　者：各地新华书店
幅面尺寸：182 mm × 257 mm
印　　张：6.5
字　　数：150千字
出版时间：2024 年 11 月第 1 版
印刷时间：2024 年 11 月第 1 次印刷
责任编辑：卢山秀　张诗丁
封面设计：袁　舒
版式设计：袁　舒
责任校对：闻　洋

书　　号：ISBN 978-7-5591-3837-8
定　　价：128.00元

编辑电话：024-23284367
E-mail：lkbjlsx@163.com
邮购热线：024-23284502
《胃与肠》官方微信 15640547725

目　录

乙状结肠子宫内膜异位症

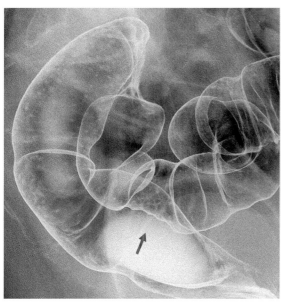
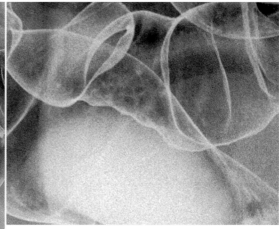

图1

a | b

患者

40多岁，女性。

主诉

无。

现病史

行大肠癌筛查时发现便潜血阳性，并于外院接受内镜检查。因发现乙状结肠病变而被介绍到我院就诊。

查体情况

无特殊。

检查所见

血常规、血生化、凝血、肿瘤标志物等均未见异常。

X线灌肠造影所见

乙状结肠一侧管壁变形（**图1a**，红色箭头），可见伴有小结节状变化的边缘平缓的隆起型病变（**图1b**）。

内镜所见

乙状结肠可见一大小约25 mm的黏膜下肿瘤（submucosal tumor，SMT）样病变，病变中心部可见发红色调的小结节状隆起（**图2a**、b）。靛胭脂染色后观察到小结节状隆起界线清晰（**图2c**）。NBI（narrow band imaging）放大观察图像上，小结节顶部的表面结构（surface

吉田 泰之[1]　　山崎 健路　　寺仓 大志　　嶋田 贵仁　　入谷 壮一　　吉田 健作　　丸田 明范

永野 淳二　　安藤 畅洋　　岩田 圭介　　清水 省吾　　片山 雅贵[2]　　岩田 仁　　九嶋 亮治[3]

[1]岐阜県総合医療センター消化器内科　　[2]同　病理診断科　　[3]滋賀医科大学臨床検査医学講座（附属病院病理診断科）

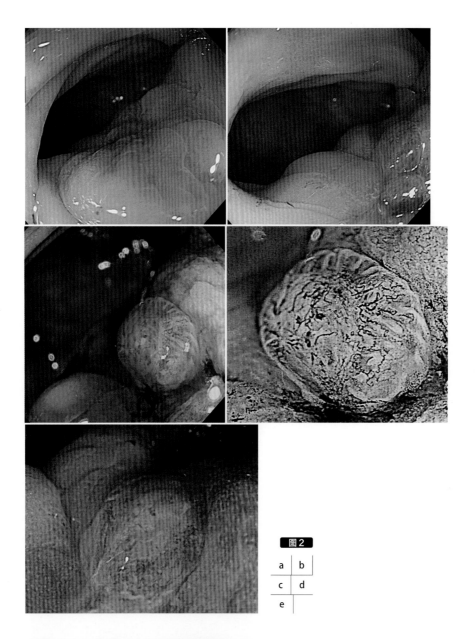

图2

a	b
c	d
e	

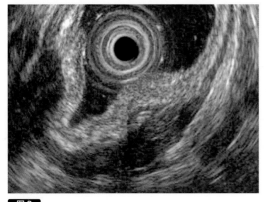

图3

pattern）消失，并可观察到复杂的蛇形、断片化的血管。小结节边缘部位的 surface pattern 相对比较完整，开大的窝间部内可见蛇形血管（**图2d**）。结晶紫染色后观察，由于有黏液附着，结节状隆起部位表面的观察不是十分清晰，但表现出来的是无结构样改变。周围的 SMT 样隆起区域内可观察到 I 型 pit（**图2e**）。

超声内镜所见（细径探头，20 MHz）

可见从第 1 层的黏膜层到第 4 层的固有肌层的广泛肥厚，从黏膜层到第 3 层的黏膜下层

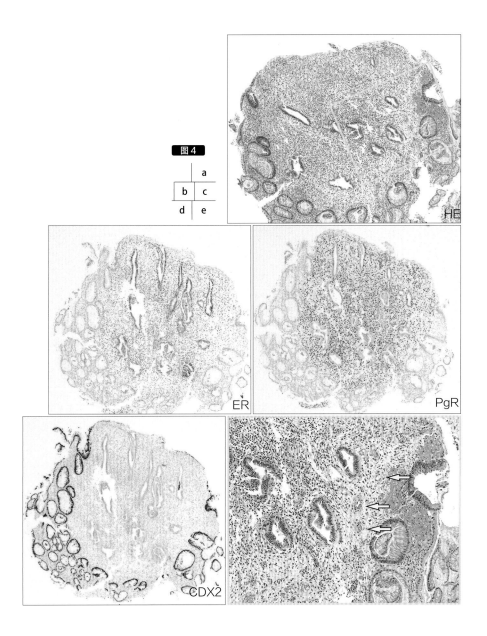

图4

	a
b	c
d	e

结构显示不清晰（**图3**）。

临床经过

　以上所见疑似乙状结肠子宫内膜异位症，对结节状隆起部位实施活检。

活检组织病理学所见

　在富含细微纤维性间质细胞的背景下，可见由高度低于大肠隐窝上皮细胞的圆柱状细胞构成的管状结构增殖区域。提示周围大肠黏膜的再生性与增生性变化（**图4a**）。免疫组化图像上可见病变部位的上皮细胞与间质细胞均为雌激素受体（estrogen receptor，ER）阳性染色（**图4b**），并可见一部分上皮细胞与间质细胞的孕激素受体（progesterone receptor，PR）染色呈阳性（**图4c**）。CDX2染色呈阴性，仅有大肠周围的上皮细胞呈阳性（**图4d**）。由以上表现将病变诊断为子宫内膜异位症。包含上皮成分的子宫内膜组织可见于大肠黏膜表层（**图4a～d**），病变周围的大肠黏膜固有层内可见子宫内膜间质细胞浸润，并可见螺旋动脉样结构（**图4e**，黄色箭头）。

总结

　　肠道的子宫内膜异位症大多呈SMT样隆起，一般来说大多数诊断都比较困难。子宫内膜组织显露于黏膜面时，大多呈现像本病例这样的特征性的发红色调的结节状隆起。有时活检组织会被诊断为上皮性肿瘤或癌。肠道子宫内膜异位症在放大内镜下没有确切的特征性表现，由于子宫内膜的螺旋动脉有周期性的形态变化，因此肠道的异位子宫内膜也有可能呈现同样的改变。本病例在NBI放大内镜下观察到的血管图像应该说符合子宫螺旋动脉的改变。

参考文献
[1]赤坂智史，加藤元彦，本間圭一郎，他．特徴的な内視鏡所見を示し免疫組織染色にて診断しえた直腸子宮内膜症の1例．胃と腸　49: 1784–1789, 2014.
[2]松隈則人，松尾義人，鶴田修，他．腸管子宮内膜症の2例—本邦報告例78例の検討を含めて．Gastroenterol Endosc　31: 1577–1584, 1989.
[3]木川源則．子宮内膜の微細循環．血液と脈管　2: 641–648, 1971.

（2018年12月度早期胃癌研究会症例）

结肠肿瘤的组织病理学诊断

山野 泰穗[1]

关键词　结肠肿瘤　组织病理诊断　诊断标准

[1] 札幌医科大学医学部消化器内科学講座
〒 060-8543 札幌市中央区南 1 条西 16 丁目

　　近期在给学生们讲课时被问到了"何谓肿瘤"这一问题，借此机会重新查阅了一些教科书并总结了相关知识。从中得知，所谓肿瘤即"成功地对抗了体内的防御反应，通过自律增殖而形成的组织团块"。此外，想必各位读者朋友一定知道良性肿瘤与恶性肿瘤有着很大差异，恶性肿瘤的定义是可以向周围组织浸润并进一步转移的肿瘤，良性肿瘤的定义则是不具备创造增殖环境的能力，仅在原发部位增殖的肿瘤，然而逐一判定肿瘤病变的良恶性却有赖于组织病理学诊断。

　　对于内镜医生而言，组织病理学诊断结果可以印证自己在镜下的判断，同时也有助于培养自己的诊断思路。对于临床医生而言，组织病理学诊断结果不仅用于向患者说明自己的治疗策略是否正确，对于制定包括经过观察在内的下一步治疗方针以及最终诊断的确立来说也是极其重要的信息。临床医生所做的是宏观（macro）层面的诊断，而病理医生所做的则是微观（micro）层面的诊断。临床医生无法驳斥病理诊断，应当毫不犹豫地把组织病理学诊断结果当作金标准来看待。

　　然而，当笔者还是初期研修医（译者注：相当于我国住院医师规培的第一阶段）在某一次参加"早期胃癌研究会"时，就曾近距离目睹了几位很有名气的病理医生激烈地争辩某一病变到底是"癌"还是"腺瘤"。由此得知病理诊断并不是那么绝对客观的，不同病理医生之间对于同一病变的诊断存在很大差异，当年所感受到的触动至今依然记忆犹新。坦率地说，如果每一位病理医生对病变的诊断都存在差异的话，那么基于组织病理学所做出的内镜下诊断以及治疗方案也同样会存在不确定性，心中首先质疑的就是：这个病变到底是癌，还是腺瘤？

　　上述"恶性肿瘤的定义"自然是基于癌已经发展到一定程度而提出的，但是在对于癌是否侵犯到黏膜下层的判断在既没有浸润也没有转移的情况下却并非那么容易。病理医生在下诊断时，一般会根据异型增生细胞的核形态，以及由增生所形成的异常排列结构，再结合之前对肿瘤浸润、转移病变的认知，综合这些信息从而做出诊断。就如同每位病理医生将诊断思路与个人经验相结合，最终以诊断结果的形式被展现出来一样。

　　渡边英伸医生在本系列丛书《早期结肠癌的组织病理学标准——差异在何处》中曾总结认为癌的诊断标准有 3 ~ 4 条，不同病理医生在诊断上的差异是由于有些病理医生更在意细胞异型，而另一部分病理医生则更重视结构异型所造成的（1992 年）。6 年之后本系列丛书又以《早期结肠癌的组织病理学标准——诸多问题都得到解决了吗？》为题出版新书（1998

年），这次的病例数增加到了 57 例，并且讨论部分的内容更为详细，一方面解读了日本诊断标准与欧美诊断标准的差异，探讨了细胞异型在诊断时的占比权重、假性浸润以及隆起型与平坦型病变的差异等问题，另一方面还提示无论在细胞异型还是在结构异型的诊断上，意见不一致的几乎都是轻度异型的癌症病例。此外还总结到，建立在实用性及科学依据上的组织病理学诊断标准将会被普遍接受。

时光荏苒，现在本系列出版《大肠肿瘤病理诊断的讨论和未来展望》这一期主题，再次深入探讨结肠肿瘤组织病理诊断的相关问题。在这二十几年间，放大内镜技术的发展为临床提供了更为接近微观（micro）层面的内镜图像，基因分析技术也在发展，病理方面免疫组化染色已然成为常规检测，这些技术上的进步使得结合分子水平信息分析病变成为可能。然而，有些病变由非肿瘤性病变摇身一变成为肿瘤性病变，比如说锯齿状病变，近年就接连有其癌变的报道。组织病理学诊断较过去更为复杂化。

这些年，我们从个人经验出发，向更有科学依据的诊断标准前进到了哪里？统一的诊断标准是否已经建立起来？将来又会有哪些进展？任何一段到达真理这一终点站的旅途都不会是一帆风顺的。但愿本书能够成为旅途中的一个路标。

参考文献
[1]大腸腺腫と癌（2）. 胃と腸 24: 239–307, 1989.
[2]早期大腸癌の病理診断の諸問題—小病変の診断を中心に. 胃と腸 27: 631–689, 1992.
[3]早期大腸癌の組織診断—諸問題は解決されたか. 胃と腸 33: 1433–1509, 1998.

结肠黏膜内癌的诊断标准与问题

小嶋 基宽[1]

摘要● 结肠癌由黏膜层内的上皮细胞发展而来，向下浸润可侵及黏膜下层。如此一来，结肠黏膜内癌就应当有浸润性癌与非浸润性癌之分。但是，国际上对于结肠浸润性黏膜内癌的知识较为匮乏，浸润性黏膜内癌目前被定义为pTis，也就是carcinoma *in situ*（原位癌）。然而，用carcinoma *in situ*一词来形容浸润性黏膜内癌从病理学总论上来讲是行不通的。为了改进这一现状，本文致力于唤起业界对于浸润性黏膜内癌的重视，同时也分享一些浸润性黏膜内癌病理诊断方面的经验。此外，基于最新的基因组分析结果，概述一下结肠癌在基因方面的多样性，希望这部分内容能够应用到结肠癌的早期诊断工作当中。

关键词　　结肠癌　黏膜内癌　病理诊断　浸润性黏膜内癌

[1] 国立がん研究センター・先端医療開発センター・臨床腫瘍病理分野　〒277-8577 柏市柏の葉6丁目5-1　Email：mokojima@east.ncc.go.jp

前言

理论上讲，结肠癌细胞由黏膜内的上皮细胞发生并在黏膜层内浸润，随后向下浸润侵及黏膜下层。如果这一理论是正确的，那么结肠黏膜内癌就应该有浸润性黏膜内癌与非浸润性癌这两大类之分。按照国际上公认的标准，胃黏膜内低分化型腺癌为浸润性黏膜内癌病变，并将浸润深度判定为pT1a。然而，结肠癌在浸润的过程中并不破坏腺管结构，识别黏膜内癌的浸润与否具有一定的困难。因此，结肠浸润性黏膜内癌的研究素材较为稀少。或许正是由于这个原因，在现实工作中结肠黏膜内癌无论浸润与否，其浸润深度都被判定为pT1a。pTis与CIS（carcinoma *in situ*）的意思相同，字面直译过来即"黏膜内癌"，这一概念在鳞状细胞癌当中所指的就是非浸润性癌。所以，将结肠浸润性黏膜内癌的浸润深度判定为pTis是有悖于病理学总论的。本文论述了近期通过多中心研究所取得的一些成果，笔者望借此呼吁对于结肠浸润性黏膜内癌的重视，并分享一些关于诊断方面的经验。

此外，按照欧美的诊断标准，具有浸润性的病变即被诊断为癌，有部分按照欧美标准会被诊断为高级别上皮内瘤变（high grade dysplasia）的病变在日本则会被诊断为非浸润性黏膜内癌。在日本，多种学术期刊长久以来致力于推进黏膜内病变的诊断标准化工作。因此，有必要在此基础上进一步推进制定黏膜内病变的诊断标准。长久以来，结肠癌的癌变过程都是由"腺瘤—癌的演进"（carcinoma-adenoma sequence）这一理论来解释说明的，随着近年来基因组分析技术的进步，关于肿瘤内基因变异多样性的全新理论也相继被提出。在这些理论当中，有报道称肿瘤的发生、发展过程不仅是基因变异在起作用，基因增幅也同样是一个重要因素。DNA的量等基因增幅改变与细胞核的形态存在相关性在很久以前就有过报道，笔者为病理医生，有义务将这些新的理论与信息不断地吸取到病理诊断当中，进一步制定切实可行的诊断标准，为推进结肠癌的早期诊断做出自己的贡献。本文拟论述一些关于结肠非浸润黏膜内癌在诊断上的问题，同时也对未来的发展方向进行展望。

结肠黏膜内癌的概念与分类

在日本，结肠黏膜内癌所指的是局限在黏膜固有层内的癌症病变，不包括形态学上被定义为良性的腺瘤病变。然而，形态学上被判定为是恶性的病变，无论浸润与否均被诊断为黏膜内癌，因此这类病变在日本存在着浸润性与非浸润性黏膜内癌之分。WHO的分类与日本的概念如**图1**中的流程图所示。关于病理诊断方面的问题，包括先前所提到的使用pTis来定义浸润性癌以及非浸润性黏膜内癌的定位尚不明确这两点。首先，笔者基于自身的认知阐述一下浸润性黏膜内癌的特征，然后再概述一下非浸润性黏膜内癌的特点。

1. 浸润性黏膜内癌

顾名思义，这一概念指的是局限于黏膜固有层内的，并且具有浸润特性的癌变病灶。在一项使用手术切除标本进行的研究中，几位不同的病理医生均判定浸润性黏膜内癌占全部病例的5.1%，这一诊断在不同病理医生之间具有较高的一致性。由于这项研究并不包含内镜下治疗的病例，因此浸润性黏膜内癌的实际占比有可能会低于5.1%这一数字，但是这类病变是确实存在的，这一点毋庸置疑。在该研究中的这部分浸润性黏膜内癌里有众多的大型隆起型病变，但绝大多数的病变都是平坦型的（**图2a、b**）。在组织学上，浸润性黏膜内癌通常可见单个细胞或肿瘤滤泡，不同病理医生对这一征象的判断较为一致，因此该征象也有助于浸润性黏膜内癌的判定（**图2c、d**）。此外，肿瘤细胞与黏膜肌层紧密相连，病变的部位也很重要。另一方面，脉管浸润为判定肿瘤间质浸润的重要依据，然而这一征象在浸润性黏膜内癌中并不多见。有部分浸润性黏膜内癌会伴有异型增生

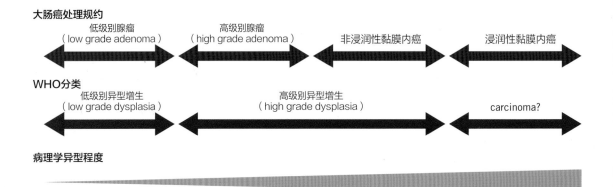

图1 结肠黏膜内病变的组织学分类。本图展示了黏膜内病变的病理学异型程度与组织学分类的关联性。浸润性黏膜内癌根据日本的分类法会被归类于癌。这类病变根据欧美的标准也会被定义为癌，但是病理分期则会被定义为pTis，这样就会与病理学总论发生冲突。然而，根据日本的分类法，高级别腺瘤（high grade adenoma）被定义为良性病变，而非浸润性黏膜内癌则被定义为恶性病变，将两者进行规范的鉴别是有必要的

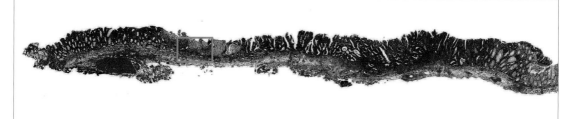

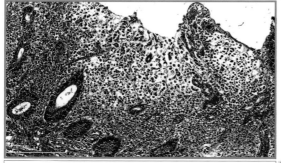

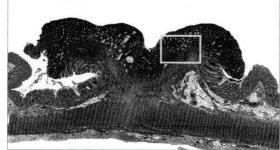

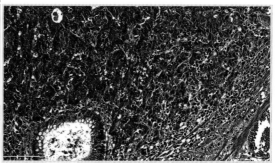

a	
b	
c	d

图2 黏膜内癌的组织病理学图像

a、b 平坦型病变。b为a绿框部分的放大图像，黏膜固有层内可见印戒样癌细胞浸润。

c、d 隆起型病变。d为c黄框部分的放大图像，管腔形成不良的肿瘤细胞，局部形成癌巢并增殖。像这样出现单个细胞以及肿瘤细胞形成癌巢的病例，病理医生应当毫不犹豫地将其诊断为浸润性黏膜内癌。

（desmoplasia）等反应性变化或者是炎症性细胞浸润等改变，但是伴有间质反应性变化的病例大多需要与SM癌（黏膜下浸润癌）相鉴别（**图3**）。因此，伴有明显的间质反应性变化或炎症性细胞浸润的浸润性黏膜内癌的诊断有赖于在进一步深层切割标本或追加免疫组化染色的基础上谨慎地做出判断。本研究纳入了100余例手术切除的结肠黏膜内癌病例，其中并不包含伴有淋巴结转移的病例。

2. 非浸润性黏膜内癌

非浸润性黏膜内癌即病变局限于黏膜固有层内，不伴有浸润行为的癌变病灶，与浸润性癌有着相同的异型细胞和异型结构。日本分类

法中的非浸润性黏膜内癌与高级别腺瘤（high grade adenoma）按照WHO的分类法会被归类为high grade dysplasia的范畴。这些名词较为类似，容易混淆，需要注意的是日本的high grade adenoma与WHO的high grade dysplasia并非同一概念（**图1**）。按照日本的分类方法，有必要将良性病变high grade adenoma与非浸润性黏膜内癌进行鉴别。二者都不具备浸润特性，因此鉴别的要点在于异型结构、异型细胞、细胞核以及细胞分化程度等方面。异型结构包括腺管密集、筛状结构、愈合、出芽以及结构的多样性，具备这些特征即可诊断为癌。此外，具备细胞异型（包括圆形化、嗜酸化、Golgi体

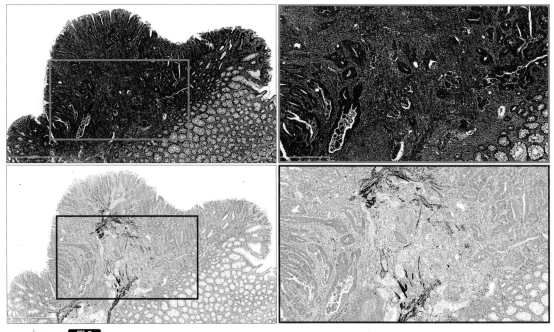

图3

a 本例需要将伴有强烈反应性改变的浸润性黏膜内癌与SM（黏膜下层）癌进行鉴别。

b a绿框部分的放大图像，可见与扭曲的黏膜肌层混杂在一起的小型肿瘤细胞巢，同时可见大量炎症性细胞浸润。

c desmin染色呈阳性，黏膜肌层扭曲、破坏，可诊断为SM癌，但是病变的主体却位于黏膜肌层的表层。

d a红框部分的放大图像，肿瘤细胞巢与扭曲、破坏的黏膜肌层紧密相连，本例应被诊断为SM癌。

消失）以及细胞核异型（极性消失、核圆形化）等特征也可诊断为黏膜内癌（**图4**）。然而在现阶段，不同病理医生对于细胞结构异型、细胞核异型的判定存在差异，因此非浸润性黏膜内癌与high grade adenoma这样的分类有可能并不是那么客观的。希望在今后可以建立一种客观的、实用性强的非浸润性黏膜内癌组织学诊断标准。

癌变与进展的机制

根据达尔文的"进化论"，肿瘤细胞被认为是在持续基因突变、逐步累积的基础上，在由微环境所产生的强大选择压力之下生存下来的具有适应性、多样性以及恶性潜能的细胞。Vogelstein等所提出的多阶段癌变模型（scenario）同样也是遵从"进化论"的，经研究已证实不同阶段的肿瘤分期与基因变异的程度是存在相关性的。然而，随着近些年测序技术的进步，有研究报道称在没有强大选择压力的条件下，在由自然产生的、不计其数的clone中，适应环境后存活下来的、遵从"中立进化论"发育的肿瘤具有较强多样性（big bang模型）。Saito等发现在癌变的早期阶段，驱动基因（driver gene）呈多样性，遵从"进化论"，从而产生自然选择。进展期癌在进化的过程中，多克隆的、获得驱动基因变异的癌细胞，在积累诸多的中立突变后，遵从"中立进化论"从而产生新的癌变并进一步进展的模型如**图5**所示。此外，研究还提示染色体拷贝数的变异有可能是触发达尔文进化论向中立进化论过渡的动因。多年以前就有报告称基因扩增及DNA量与肿瘤细胞核的形态及临床上的恶性度存在关联。整合新旧研究的结果后发现，黏膜内病变细胞核的增大与圆形化有可能是评价黏膜内进展的客观指标，可用于组织分类的建立。我们作为病理医生有必要讨论一下今后是否应该将最先端的进展用于病理诊断当中。

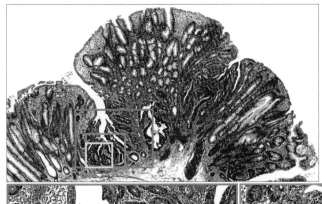

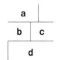

图4 非浸润性黏膜内癌（carcinoma in adenoma）的组织学图像

a 低倍放大图像，所谓结构异型指的是腺管密集排列，并且呈现不规则结构的这一部分腺管。

b、c b为a的绿框部分，c为a蓝框部分的中倍放大图像，图中可见呈现愈合倾向的腺管。

d d为a黄框部分的高倍放大图像，所谓细胞异型指的是细胞圆形化、嗜酸化。所谓细胞核异型指的是极性丧失、大小不一以及核仁的明显化、圆形化。综合以上所见，可诊断非浸润性黏膜内癌。

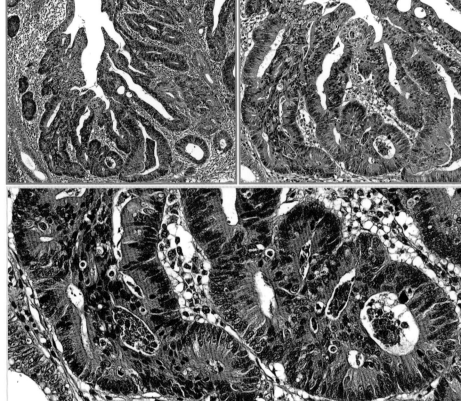

结语

本文概述了结肠黏膜内病变的组织病理学诊断思路以及日本分类法与欧美分类法的差异，通过交叉分析近年来由于基因组分析领域进步应运而生的崭新的癌变、进展模型理论与病理形态学知识，我们尝试着去大致理解黏膜内病变。正确的结肠黏膜内病变诊断与分类系统是通过诸位前辈不懈的努力而得来的成果。在此基础上，我们有必要进一步构建对于临床更为实用的并且有机结合前沿知识的结肠黏膜内病变组织学分类。

致谢

在此发自内心地由衷感谢慷慨地向本文赠送了图片转载权（**图5**）并且给予了指导的九州大学医院——别府医院外科的三森功士教授以及文光堂责任有限公司。

参考文献

[1]Bosman FT, Carneiro F, Hruban RH, et al（eds）. WHO Classification of Tumours of the Digestive System, 4th ed. IARC press, Lyon, 2010.

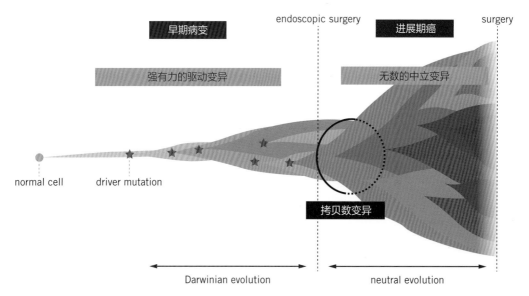

早期病变　　　　endoscopic surgery　　　进展期癌　　　surgery

强有力的驱动变异　　　　　　　　　无数的中立变异

normal cell　　driver mutation

拷贝数变异

Darwinian evolution　　　　　　neutral evolution

图5　新版癌变、进展模型。癌变的早期阶段，驱动基因（driver gene）呈多样性，遵从"进化论"从而产生自然选择。进展期癌在进化的过程中，多克隆的、获得驱动基因变异的癌细胞，在积累诸多的中立突变后发展，遵从的是"中立进化论"。此外，染色体拷贝数的变异有可能是触发达尔文"进化论"向"中立进化论"过渡的动因。基因扩增及DNA量与肿瘤细胞核的形态及临床上的恶性度存在关联。黏膜内病变细胞核的增大与圆形化有可能是评价黏膜内进展的客观指标，可用于组织分类的建立

（文中内容一部分转载于以下论文：三森功士.大腸癌における腫瘍内 heterogeneity と進化.病理と臨 36:1052-1058，2018）

[2]Brierley JD, Gospodarowicz MK, Wittekind C（eds）. TNM Classification of Malignant Tumours, 8th ed. Wiley-Blackwell, Hoboken（New Jersey），2016.

[3]Kojima M, Shimazaki H, Iwaya K, et al. Intramucosal colorectal carcinoma with invasion of the lamina propria: a study by the Japanese Society for Cancer of the Colon and Rectum. Hum Pathol 66: 230-237, 2017.

[4]Schlemper RJ, Riddell RH, Kato Y, et al. The Vienna classification of gastrointestinal epithelial neoplasia. Gut 47: 251-255, 2000.

[5]石黒信吾，岩下明德，加藤洋，他. 早期大腸癌の組織診断基準—諸問題は解決されたか. 胃と腸 33: 1435-1476, 1998.

[6]渡辺英伸. 各病理医における組織診断基準の変遷. 胃と腸 33: 1489-1491, 1998.

[7]Sun R, Hu Z, Curtis C. Big bang tumor growth and clonal evolution. Cold Spring Harb Perspect Med 8; pii: a028381, 2018.

[8]Vogelstein B, Fearon ER, Hamilton SR, et al. Genetic alteration during colorectal-tumor development. N Engl J Med 319: 525-532, 1988.

[9]Sottoriva A, Kang H, Ma Z, et al. A Big Bang model of human colorectal tumor growth. Nat Genet 47: 209-216, 2015.

[10]三森功士. 大腸癌における腫瘍内heterogeneityと進化. 病理と臨 36: 1052-1058, 2018.

[11]Saito T, Niida A, Uchi R, et al. A temporal shift of the evolutionary principle shaping intratumor heterogeneity in colorectal cancer. Nat Commun 9: 2884, 2018.

[12]Kojima M, Shiokawa A, Ohike N, et al. Clinical significance of nuclear morphometry at the invasive front of T1 colorectal cancer and relation to expression of VEGF-A and VEGF-C.

Oncology 68: 230-238, 2005.

[13]Yang X, Xiao X, Wu W, et al. Cytological study of DNA content and nuclear morphometric analysis for aid in the diagnosis of high-grade dysplasia within oral leukoplakia. Oral Surg Oral Med Oral Pathol Oral Radiol 124: 280-285, 2017.

[14]八尾隆史. 早期大腸癌の病理. 1）病理診断—診断基準. 胃と腸 45: 671-678, 2010.

Summary

Diagnostic Criteria and Problems of Intramucosal Colorectal Carcinoma

Motohiro Kojima[1]

Colorectal cancer cells originate from epithelial cells within the lamina propria. Subsequently, cancer cells invade into the lamina propria, resulting in submucosal invasion. Therefore, intramucosal carcinoma restricted to the lamina propria can be divided into invasive and non-invasive types. However, there is little information regarding colorectal cancer restricted to the lamina propria, and all these lesions have been classified as pTis even in cases of invasion. Here, we present information regarding intramucosal carcinoma invading the lamina propria to share our knowledge and experience through a multi-institutional study.

[1]Department of Pathology, Exploratory Oncology Research & Clinical Trial Center, National Cancer Center, Kashiwa, Japan.

结肠锯齿状病变病理诊断的课题与未来展望

菅井 有[1]

永塚 真

田中 義人

摘要●结肠黏膜内肿瘤性病变分为常规腺瘤和锯齿状病变这两大类，二者的分子变异机制迥异，常规腺瘤的分子变异位点位于*APC*系基因，而锯齿状病变的分子变异位点位于*BRAF/KRAS*系基因。这一区别对于病理诊断来说也是十分重要的。*KRAS*基因突变是常规腺瘤与锯齿状病变的共同点，常规腺瘤通常是*APC*与*KRAS*基因突变均为阳性，而锯齿状病变则大多是*APC*基因突变阴性/*KRAS*基因突变阳性。锯齿状病变可大致分为增生性息肉（HP）、传统锯齿状腺瘤（TSA）以及SSA/P（sessile serrated adenoma/polyp，中文名称为无蒂锯齿状腺瘤）这三大类。TSA与SSA/P无论是在组织病理学形态上还是在分子变异机制上都存在较大差异。TSA可进一步分为*BRAF*突变型和*KRAS*突变型两个亚型。二者的区别点在于息肉基底部的组织学图像，*BRAF*型的基底部图像为HP样的改变，而*KRAS*型的基底部图像则与此完全不同（表浅部分为锯齿状改变而深层部分为腺瘤样改变）。另一方面，SSA/P特征性的分子变异为*BRAF*基因突变及CIMP（CpG island methylator phenotype）– high，然而与分子变异机制关系最为密切的组织学特征却是腺体基底部的扩张改变及锯齿状扩张。*BRAF*突变抗体及基因错配（mismatch）修复产物（MLH1/PMS2）的免疫组化染色有助于伴有细胞异型的SSA/P（SSA/P with cytological dysplasia）的诊断。尽管也有其他几种锯齿状病变的亚型曾被报道过，但这几种亚型是否可被当作独立的分型对待尚有待进一步讨论。本文同时也记述了一些锯齿状病变的异常分子机制，这部分内容对于病理诊断来说或许具有一定的实用价值。

关键词　锯齿状病变　HP　TSA　SSA/P　MSI阳性结肠癌

[1] 岩手医科大学医学部病理诊断学讲座　〒020–8505 盛冈市内丸 19–1
E–mail：tsugai@cocoa.ocn.ne.jp

前言

结肠黏膜内肿瘤性病变可大致被分为常规腺瘤和锯齿状病变这两大类，二者无论在组织形态上还是分子机制上都大不相同，二者在组织病理学上的鉴别都会对结肠息肉的内镜下诊断与治疗产生影响。常规腺瘤原则上都要进行内镜下治疗，而锯齿状病变则并非如此，有一部分病变无须治疗，临床观察即可。常规腺瘤的诊断重点在于病变良恶性的区分，而锯齿状病变的鉴别要点则在于几种锯齿状病变之间的辨别。

锯齿状病变可以大致分为增生性息肉（hyperplastic polyp，HP）、传统锯齿状腺瘤（traditional serrated adenoma，TSA）以及 SSA/P（sessile serrated adenoma/polyp）这三大类。在这 3 类病变之间相互鉴别是锯齿状病变的一大特征（例如 HP 与 SSA/P 相鉴别）。日本学界内尚未就 TSA 的诊断标准达成共识，ECF（ectopic crypt foci）和所谓的圆柱状细胞（dysplastic cells）（见后）是现阶段主要的诊断依据。SSA/P 的诊断标准是由日本大肠研究会 project 制定的，日本的相关临床研究大多采用这一标准执行。然而，HP 却没有成文的诊断标准，大多数情况下，既不符合 TSA 也不符合 SSA/P 诊断的锯齿状病变被诊断为 HP。尽管锯齿状病变的诊断标准在不断地完善，病理医生之间在诊断上的一些分歧却广泛依然存在。此外，锯齿状病变的分子机制异常近年来逐渐被阐明（见后），这点对于组织病理诊断也有一定的帮助。锯齿状病变的病理诊断有赖于检测分子机制上的异常，二者的关系如同车的两个轮子一样相辅相成，认识到这一点是十分重要的。

本文在论述锯齿状病变的病理诊断与分子机制异常相关性的同时，也阐述部分笔者对于由锯齿状病变所引发的一些问题的意见看法。此外，近期提出的新锯齿状病变这一概念也将会在文中进行概述。

常规腺瘤与锯齿状病变的分子机制异常

常规腺瘤与锯齿状病变在分子机制异常上的差异近年来已逐渐明晰。二者的分子变异机制有很大的差异。大体上讲，将 APC 和 KRAS 基因突变均为阳性的病变归类为常规腺瘤，APC 基因突变阴性而 KRAS 基因突变阳性的病变归类为锯齿状病变（特别是 TSA）的分类方法较为妥当。另外，BRAF 基因突变的病变也应当归类为锯齿状病变。然而，检测 KRAS 和 BRAF 基因的变异相对比较简便，APC 基因变异的监测则比较难以落到实处。由于 APC 抗体的可靠性低，日常诊疗工作中不推荐应用。

近来，在癌症的基因组测序领域，下一代测序（next-generation sequencing，NGS）技术的进步使得 panel 测序得以广泛应用。实际病理诊断工作中所涉及的基因数量并不是很多，因此可以考虑选取少数几个基因做成价格低廉的 panel 用于辅助病理诊断。可以想象，在下一代的病理诊断工作中，通过 NGS（也可以是传统的 Sanger 测序）或焦磷酸测序（pyrosequencing）的方法来分析基因层面的异常将会成为必要的一个环节。病理医生所需要做的并不是利用基因分析的结果来排除某些诊断，而是应当着重将其应用于印证自己的诊断。之前所叙述的那些分子变异机制必定会存在一些例外，即便如此，在鉴别诊断困难的时候，测序结果可作为重要的补充资料来辅助诊断。

HP的病理诊断及分子变异机制

本章节论述 HP 的病理诊断与分子变异机制相关性方面的内容。HP 目前并没有统一的诊断标准，如前所述，既不属于 TSA 也不属于 SSA/P 的锯齿状病变通常就被诊断为 HP。部分病理医生指出，缺乏分支结构、垂直排列的腺管（芭蕾舞鞋样改变）可作为 HP 的一种特征性改变。HP 从基因变异的角度可被分类为 BRAF 型和 KRAS 型，从组织病理学上讲，前者相当于是微泡（mircrovescular variant）型，而后者则相当于是富含黏蛋白（mucin rich variant）型。但有必要注意的一点是，基因变异分型与组织病理学的分型也并不是完全互相对应的。微泡型 HP 会进一步演变为 BRAF 变异型 TSA 或 SSA/P，而富含黏蛋白型 HP 的演变方式尚不十分清楚，它有可能是 KRAS 变异型 TSA 前体病变的一种，但这一点还有待今后进一步研究验证。

HP 被认为是一类极少会发生癌变的病变，但是在临床工作中也时常会遇到这种情况发生。至于 HP 是否会癌变，或许只有将其分子异常机制的关联性阐明后才能够得出结论。

TSA的病理诊断及分子变异机制

TSA 的诊断标准主要有以下 3 点（**表1**）：①表面的乳头样、绒毛样改变；②由铅笔状细胞核与嗜酸性细胞质所构成的圆柱状细胞（dysplastic cells）；③出芽改变（budding ECF）。满足这 3 点的典型 TSA 又可进一步分为 BRAF 型和 KRAS 型这两大类，这一点近年来已逐渐明晰。TSA 由息肉基底部的前体病变和息肉头部的病变这两部分构成，近期的研究提示 BRAF 型与 KRAS 型 TSA 的区别主要体现在息肉基底部的前体病变部分。尽管 TSA 息肉头部病变的表现具有一定特征性，通过这个部位的病变来鉴别 BRAF 型 TSA 和 KRAS 型 TSA 存在一定困难。BRAF 型和 KRAS 型 TSA 病变的基底部组织病理学表现有一些差异，前者为 HP 样改变，而后者则表现为病变表层的锯齿状改变与深层的腺瘤样异型腺管紧密相连。然而，前者的基底部组织病理学表现与单纯的 HP 样改变也有所不同，腺管的分支与显著扩张样改变为其较为常见的表现（**图1**）。

两者的差异不仅表现在基因突变上，在细胞黏液的性状以及基因甲基化方面也有着明显差异。与细胞黏液性状多为胃肠混合型的 BRAF 型 TSA 不同，KRAS 型 TSA 的细胞黏液多为肠型。BRAF 型 TSA 息肉的基底部仅可观察到轻微程度的甲基化，而息肉的顶端则大多可观察到中等程度的甲基化。KRAS 型 TSA 息肉的基底部大多可见中等程度的甲基化，顶端的甲基化程度也基本上与基底部相仿。两者的大体观也有些许差异，BRAF 型 TSA 多为隆起型，而 KRAS 型 TSA 则多为隆起型 + 平坦型。这样看来，两种类型的 TSA 在前体病变时期就存在差异，经由不同的路径分别发展为 BRAF

表1	TSA的病理学表现
1.锯齿状腺管管腔+ "dysplastic cells"
2.腺管的出芽征（ECF）
3.嗜酸性的细胞质
4.表面的乳头状增殖
5.核仁显著
6.胃黏液化生

ECF：ectopic crypt foci

型和 KRAS 型病变。在内镜下，通过观察病变的基底部也可将两者鉴别开来，今后在做内镜检查时或许也会需要将这两种类型的病变进行鉴别。近来有报道称 TSA 病变会合并有 RNF43 基因突变和 RSPO 融合突变。

TSA 在癌变后大多进展为 MSS 型结肠癌这点已经明确。TP53 突变在黏膜内癌的癌变过程中起到重要作用，但近期有报道指出 RNF43 突变也与这一过程相关联。染色体的变化是由 TSA 发展而来的癌变向黏膜下层浸润的必要因素。然而，BRAF 型与 KRAS 型 TSA 的发生机制却是没有区别的，尽管初期是经由不同的路径发展而来的（发生突变的基因不同），两者通过息肉顶部的组织学图像是很难相互鉴别的，但是在癌变过程中最终还是殊途同归。

SSA/P的病理诊断与分子异常的相关性

下一版的 WHO 诊断标准中，SSA/P 将被更名为 SSL（sessile serrated lesions），本文依然使用 SSA/P 这一名称。

在日本，SSA/P 诊断采用的是由大肠癌研究所制定的标准，而欧美国家则大多采用的是 WHO 标准。以下为日本的诊断标准：①锯齿状腺管的扩张；②左右不对称的分支结构；③腺底部的腺管走行异常。满足以上 3 条标准中的 2 条即可诊断为 SSA/P（**表2**）。

研究表明，SSA/P 的分子异常是以 BRAF 变异和 CIMP-high（CpG-island methylator phenotype，CIMP）为特征的，癌变后会引发微卫星不稳定（microsatellite instability，MSI）改变（**图2**）。

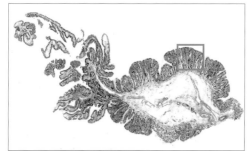
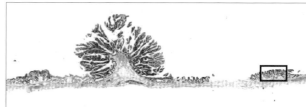
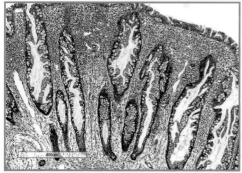
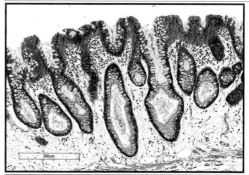

特征	特征
·腺体底部附近可见锯齿状结构 ·细胞质内可见小水滴状黏液 ·尽管可见腺管分支以及轻度的扩张改变，SSA/P那样的腺体底部变形却不可见	·腺管表层与中—深层的组织学表现存在差异 ·表层：锯齿状结构较为明显，组织的主体由嗜酸性细胞质与pencil样的细胞核构成 ·中—深层：锯齿状结构稀疏，可见各式各样的杯状细胞

图1 由基底部的前体病变所区分出的两种不同的TSA组织型

a A型的显微镜下图像。
b 蓝色部分的放大图像。
c C型的显微镜下图像。
d 紫色部分的放大图像。

表2 大肠癌研究会制定的SSA/P最新诊断标准

1.包含隐窝裂（crypt fission）的隐窝分支改变

2. 隐窝的扩张

3.腺体底部的异常扩张（boot-shaped crypt，inverse T，L shape）

满足以上2条，即可诊断为SSA/P
以上条目的阳性判断标准
·视野内可见2个以上相应征象
·相应征象占据视野的10%以上

最近有文献报告称 RNF43 基因突变也可见于SSA/P。

符合前述诊断标准的病变即可被诊断为SSA/P，在此基础上又可进一步分为以下两种不同的组织分型。第一种是腺底部扩张、走行异常的 A 型，第二种则是不具备上述特征、表现为分支结构异常以及腺管扩张的 B 型。A 型SSA/P 的特征包括右侧结肠发病、锯齿状扩张、BRAF 突变、CIMP-high、胃肠型混合腺体、腺体底部 MUC6、Annexin A10 免疫组化阳性等，而与之相对应的 B 型 SSA/P 则是左侧发病、BRAF/KRAS 突变、CIMP-low、肠型腺体。如前所述，文献里报告了病理学及分子病理学表现各异的 A 型与 B 型病变，与其说 B 型病变当中包含了 SSA/P，倒不如说它很有可能是与 SSA/P 截然不同的一类病变。关于 SSA/P 的诊断，将腺体底部的变化或者是腺管的锯齿状扩张（日文原文：寸胴状扩张）等特征性的形态学改变与分子病理学改变结合起来判断应该是最为妥

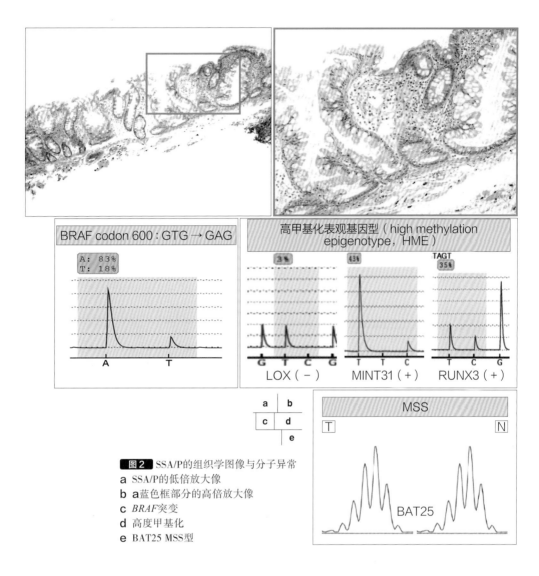

图2 SSA/P的组织学图像与分子异常
a SSA/P的低倍放大像
b a蓝色框部分的高倍放大像
c *BRAF*突变
d 高度甲基化
e BAT25 MSS型

当的。

　　SSA/P 与 HP 的相互鉴别是诊断上的一大难题。如前所述，HP 的特点是腺管缺乏分支结构并且向垂直方向伸展，然而在实际病理诊断工作中这样典型的征象并不常见，经常见到的却是分支明显并且呈扩张样改变的腺管。分支结构左右不对称是诊断 SSA/P 的一大要点。HP 病变也时常可见到这样的分支结构，通过腺管的分支与否是难以将两者进行鉴别的。腺管扩张是所有锯齿状病变共同的改变，HP 也并不例外，查找到不合并腺管扩张的 HP 才是真正的难点。作为扩张样改变的一个特例，锯齿状扩张（日文原文：寸胴状拡張）是 SSA/P 的特征

性改变，其在 SSA/P 诊断上的重要性在前文中已有描述。关于 SSA/P 的扩张样改变，文献中并未记载扩张的程度，SSA/P 特征性的扩张样改变今后有可能会进一步明确。

　　Annexin A10 免疫组化染色阳性为 SSA/P 的特征性改变，这一改变很少见于 HP 病变，Annexin A10 免疫组化染色或许会有助于 SSA/P 与 HP 的鉴别诊断。

合并细胞异型或癌变的SSA/P

　　SSA/P 的主要癌变路径是转化为 MSI 型的结肠癌，有时也可以演变为 MSS 型病变。前者中无法找到基因错配分子的修复产物，而后

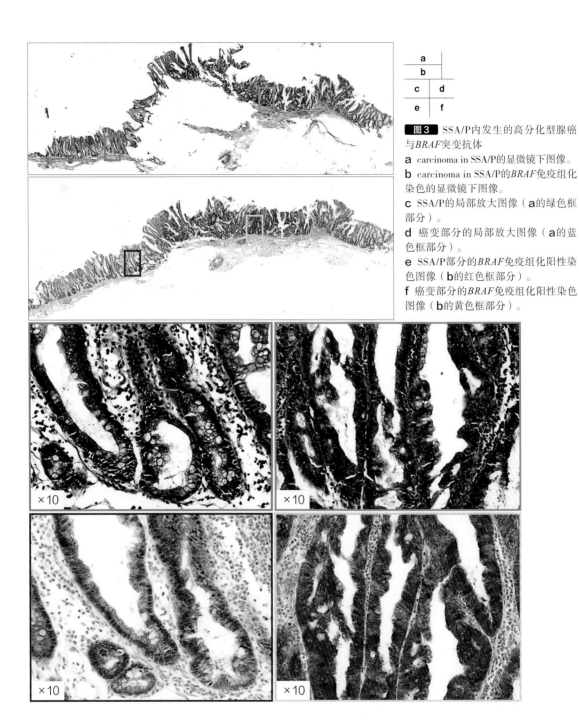

	a	
	b	
c	d	
e	f	

图3 SSA/P内发生的高分化型腺癌与*BRAF*突变抗体

a carcinoma in SSA/P的显微镜下图像。

b carcinoma in SSA/P的*BRAF*免疫组化染色的显微镜下图像。

c SSA/P的局部放大图像（**a**的绿色框部分）。

d 癌变部分的局部放大图像（**a**的蓝色框部分）。

e SSA/P部分的*BRAF*免疫组化阳性染色图像（**b**的红色框部分）。

f 癌变部分的*BRAF*免疫组化阳性染色图像（**b**的黄色框部分）。

者中却可见到这一物质。作为基因错配分子的修复产物，MLH1/PMS2可用于鉴别MSI阳性进展期癌与Lynch综合征，当MLH1/PMS2消失时病变被定为MSI型进展期癌，而当MSH2/MSH6消失时，则被认为是Lynch综合征的可能性较大。SSA/P可合并有管状腺瘤样的异型增生病灶，这类病变到底是由常规腺瘤发展而来的，还是由SSA/P发展而来呢？合并细胞异型的SSA/P（SSA/P with cytological dysplasia）是经由后者的途径发展而来的。*BRAF*（*V600E*）变异抗体可用于解答这一问题。如在合并细胞异型的SSA/P的细胞中发现了*BRAF*（*V600E*）

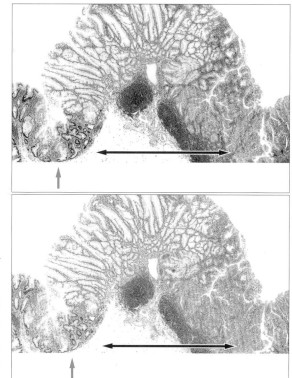

	a
	b

图4 发生癌变的SSA/P的MLH1与PMS2 免疫组化染色
a MLH1的免疫组化染色图像。蓝色箭头所指的是SSA/P部分，该部分的MLH1免疫组化染色呈阳性。红色箭头所指的是癌变部分，注意这部分MLH1免疫组化染色呈阴性。
b PMS2的免疫组化染色图像。蓝色箭头所指的是SSA/P部分，该部分的PMS2免疫组化染色呈阳性。红色箭头所指的是癌变部分，注意这部分PMS2免疫组化染色呈阴性。

变异抗体，即可推定该细胞有 *BRAF* 变异，为 SSA/P 由来的异型细胞（**图3**）。将异型细胞的细胞巢进行微切割（micro dissection）可进一步实施 PCR（polymerase chain reaction）检查，细胞异型增生（cytological dysplasia）大多为小病变，不适宜实施 PCR 检查。

当发现此类病变的基因错配分子的修复产物消失时，有以下这两种诊断思路：①由于病变为 MSI 阳性，即便是低级别的病变也可以被认定为是癌；②从组织病理学上来看更倾向于良性的异型增生病变。一旦发现有支持 MSI 阳性癌的结果指标，还是应当按照①的思路来对病变进行定性。如此一来，对合并细胞异型的病变做基因错配分子的修复产物的免疫组化染色或许也是有必要的。另外，将锯齿状病变分级量化这一点也是很重要的。

SSA/P with high grade dysplasia（atypia）即合并高级别异型增生（不典型增生）的 SSA/P 也被称作 serrated dysplasia，即锯齿状异型增

表3 结肠癌的分子型

	MSS型	MSI型
染色体	不稳定	稳定
微卫星	稳定	不稳定
*KRAS*突变	+	±
*TP53*突变	+	−
*BRAF*突变	−	+
hypermutation	−	+
LOH	+	−
CIMP	−	+
发病部位	左侧	右侧
黏液性质	肠型	胃型
比例	90%	10%

生，笔者认为还是前者的名称更为适宜。基因错配分子的修复产物的免疫组化染色在这类病变的诊断中也能起到一定作用。当基因错配分子的修复产物的免疫组化染色为阴性时，即便是组织病理学诊断倾向于合并高级别异型增生

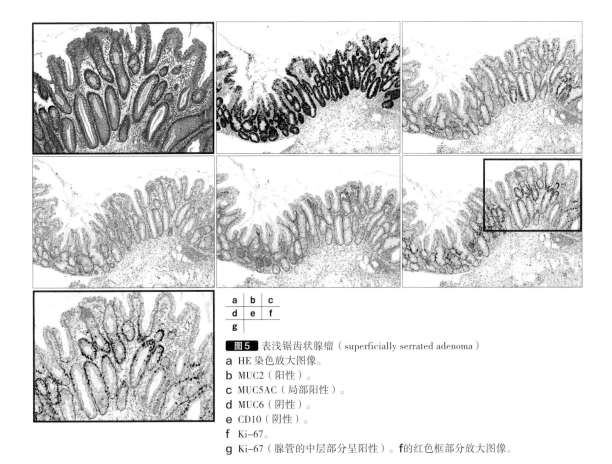

图5 表浅锯齿状腺瘤（superficially serrated adenoma）

a HE 染色放大图像。

b MUC2（阳性）。

c MUC5AC（局部阳性）。

d MUC6（阴性）。

e CD10（阴性）。

f Ki-67。

g Ki-67（腺管的中层部分呈阳性）。**f**的红色框部分放大图像。

的 SSA/P，也应当将病变诊断为癌（**图4**）。

如前所述，SSA/P 有另外一条癌变路径即 MSS 路径，当癌细胞内基因错配分子的修复产物免疫组化染色呈阳性时，即可推定该病变为 MSS 型结肠癌。文献中也曾指出，*BRAF* 变异阳性的 MSS 临床预后不良，尽管该类型病变较为罕见，其临床意义不容忽视。

MSI阳性结肠癌

结肠癌可大致分为 MSI 型和 MSS 型这两大类。二者之间有着较大的差异，如同硬币的正反两面。**表3** 列举了二者的临床病理学及分子病理学上的差异。

SSA/P 由来的结肠癌大多为 MSI 型，而 TSA 由来的结肠癌则大多为 MSS 型，这点近来已经明确。然而 SSA/P 由来的结肠癌也会有例外，其中的一部分会发展为 MSS 型结肠癌。散发性 MSI 阳性结肠癌具有以下几种特征：①多为右侧发病；②高龄女性居多；③可表现为髓样癌、黏液样癌和锯齿状腺癌；④ *BRAF* 基因变异、CIMP-high 等分子水平异常。介于 SSA/P with cytological dysplasia 和前述的几种结肠癌中间状态（即早期癌症）的组织病理学特点尚不十分清晰。MSI 型结肠癌相对预后较好，但是其病理机制仍不明确。有文献指出，与 MSS 型结肠癌相比，MSI 型结肠癌的浸润部分的肿瘤出芽改变（tumor budding）相对较少。

文献报道称结肠腺瘤为 Lynch 综合征的前体病变，另有文献报道称锯齿状病变也可以是 Lynch 综合征的前体病变。

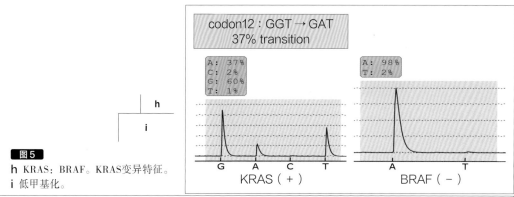

图5

h KRAS：BRAF。KRAS变异特征。
i 低甲基化。

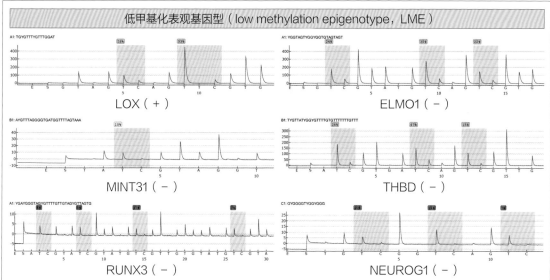

锯齿状病变的新分型

1.SuSA（superficially serrated adenoma）

SuSA（表浅锯齿状腺瘤）由 Sekine 和 Hashimoto 等学者报道。该型病变与以往所谓的管状腺瘤伴锯齿状改变（tubular adenoma with serration）类似，但是其详细的病理学和分子病理学特征尚不明确。这一类型病变的特征包括：①由表层的锯齿状改变与深层的腺瘤样腺管构成；②多为左侧发病；③黏液性质为肠型（其中也有一部分呈胃型黏液免疫组化染色阳性）；④增殖区域位于腺管的中部及下方；⑤不伴 APC 变异；⑥不伴 BRAF 变异，但可见 KRAS 变异；⑦可见 RNF43 基因变异以及 RSPO 基因融合。

由于这类病变不伴有 APC 基因变异，这点提示它不应被归类为常规腺瘤。然而，这类病变也不伴 BRAF 基因变异，因此也不能将其归类为 SSA/P。鉴于其组织学所见以及合并有 KRAS 变异等特征，应该将这类病变定义为 TSA 的前体病变。根据前文所描述的锯齿状病变的临床病理学及分子病理学特征，貌似可以将 SuSA 定位锯齿状病变的一个独立亚型。SuSA 代表性的组织学表现及分子异常如**图5**所示。

2.MrTSA(mucin rich traditional serrated adenoma，富含黏液的TSA)

本型病变为 Kalimuthu 与 Hiromoto 等学者

所报道的 TSA 的一种亚型。与一般的 TSA 相比，这类病变具有细胞内黏液较多、KRAS 基因变异频率较高等特征。然而，并未发现 MrTSA 与一般的 TSA 在分子病理学上有明显的差异。因此，MrTSA 是否可以作为 TSA 的一个独立亚型仍有待今后进一步的研究。

3.STVA(serrated tubulovillous adenoma，锯齿状管状绒毛状腺瘤)

本型病变由 Bettington 和 Liu 等学者报道。STVA 并非锯齿状病变的一种亚型，从其构成上来讲应当被归类为常规腺瘤。STVA 的组织学特征包括：①由 TVA（管状绒毛状腺瘤）而不是 TSA 构成；②显著的 tumor budding；③病变内部的起伏样结构（undulation structure）与迷宫样结构（maze like structure）；④ BRAF 变异阴性，KRAS 变异阳性；⑤ GNAS 变异阳性等。然而，STVA 在分子水平上并未发现与常规腺瘤有显著的差异，因此其是否可以被当作一种独立的亚型仍有待商榷。此外，STVA 是否伴有 APC 变异也尚未明确，这一类型病变是否应该被归类为常规腺瘤也是今后需要进一步讨论的一项议题。

结语

本文阐述了常规腺瘤及锯齿状病变在分子机制异常方面的差异。常规腺瘤的 APC 突变为阳性、KRAS 突变均为阳性，而锯齿状病变（特别是 TSA）的 APC 突变为阴性、KRAS 突变为阳性，BRAF 突变阳性也应被归类为锯齿状病变。TSA 根据息肉基底部组织学表现的差异又可被进一步分为 KRAS 型和 BRAF 型。SSA/P 最主要的特征为腺体基底部的扩张改变，由扩张腺管及分支异常腺管构成，并且以 CIMP-high、右侧好发等为特征的 SSA/P 有可能并不是传统型的 SSA/P，而是另外的一种病变。TSA 癌变后进展为 MSS 型结肠癌，而 SSA/P 癌变后则进展为 MSI 型结肠癌。但是，也有极少一部分 SSA/P 会进展为 MSS 型结肠癌，这类病变的临床预后相对较差。本文概述了关于锯齿状病变的研究现状以及对于将来的一些展望，衷心希望这些内容能够有助于读者对锯齿状病变的理解。

参考文献

[1]Murakami T, Sakamoto N, Nagahara A. Clinicopathological features, diagnosis, and treatment of sessile serrated adenoma/polyp with dysplasia/carcinoma. J Gastroenterol Hepatol 2019 Jun 3. doi: 10.1111/jgh.14752［Epub ahead of print］.

[2]Matsuda T, Fujii T, Sano Y, et al. Five-year incidence of advanced neoplasia after initial colonoscopy in Japan: a multicenter prospective cohort study. Jpn J Clin Oncol 39: 435–442, 2009.

[3]Snover D, Ahnen DJ, Burt RW, et al. Serrated polyps of the colon and rectum and serrated（"hyperplastic"）polyposis. In Bozman FT, Carneiro F, Hruban RH, et al（eds）. WHO Classification of Tumours Pathology and genetics Tumours of the Digestive System, 4th ed. Springer-Verlag, Berlin, 2010.

[4]Jass JR, Whitehall VL, Young J, et al. Emerging concepts in colorectal neoplasia. Gastroenterology 123: 862–876, 2002.

[5]菅井有，山本英一郎，木村友昭，他．大腸鋸歯状病変の臨床病理と分子異常．日消誌 112: 661–668, 2015.

[6]菅井有，山野泰穂，木村友昭，他．大腸鋸歯状病変の臨床病理学的特徴と分子病理学的意義．胃と腸 46: 373–383, 2011.

[7]Leggett B, Whitehall V. Role of the serrated pathway in colorectal cancer pathogenesis. Gastroenterology 138: 2088–2100, 2010.

[8]菅井有，永塚真，田中義人．大腸粘膜内腫瘍における見方，考え方，そのエビデンス．病理と臨 2019, in press.

[9]Hashimoto T, Tanaka Y, Ogawa R, et al. Superficially serrated adenoma: a proposal for a novel subtype of colorectal serrated lesion. Mod Pathol 31: 1588–1598, 2018.

[10]田中義人，上杉憲幸，山田範幸，他．Traditional serrated adenoma（TSA）における臨床病理学的および分子生物学的検討．第108回日本病理学会総会．5月9～11日．東京，2019.

[11]Hashimoto T, Yamashita S, Yoshida HT, et al. WNT pathway gene mutations are associated with the presence of dysplasia in colorectal sessile serrated adenoma/polyps. Am J Surg Pathol 41: 1188–1197, 2017.

[12]Sugai T, Eizuka M, Habano W, et al. Comprehensive molecular analysis based on somatic copy number alterations in intramucosal colorectal neoplasias and early invasive colorectal cancers. Oncotarget 9: 22895–22906, 2018.

[13]永塚真，菅井有，荒川典之，他．発生部位に基づいた大腸鋸歯状病変の臨床病理学的および分子病理学的検討．胃と腸 50: 1709–1722, 2015.

[14]Sugai T, Eizuka M, Fujita Y, et al. Molecular profiling based on KRAS/BRAF mutation, methylation, and microsatellite statuses in serrated lesions. Dig Dis Sci 63: 2626–2638, 2018.

[15]Gonzalo DH, Lai KK, Shadrach B, et al. Gene expression profiling of serrated polyps identifies annexin A10 as a marker of a sessile serrated adenoma/polyp. J Pathol 230: 420–429, 2013.

[16]Cancer Genome Atlas Network. Comprehensive molecular characterization of human colon and rectal cancer. Nature 487: 330–337, 2012.

[17]Lengauer C, Kinzler KW, Vogelstein B. Genetic instability in colorectal cancers. Nature 386: 623–627, 1997.

[18]Eizuka M, Kawasaki K, Toya Y, et al Colorectal adenocarcinoma with an alternative serrated pathway. Case Rep Gastroenterol 12: 116–124, 2018.

[19]Lin CC, Lin JK, Lin TC, et al. The prognostic role of microsatellite instability, codon–specific KRAS, and BRAF mutations in colon cancer. J Surg Oncol 110: 451–457, 2014.

[20]Zlobec I, Lugli A. Epithelial mesenchymal transition and tumor budding in aggressive colorectal cancer: tumor budding as oncotarget. Oncotarget 1: 651–661, 2010.

[21]Andersen SH, Lykke E, Folker MB, et al. Sessile serrated polyps of the colorectum are rare in patients with Lynch syndrome and in familial colorectal cancer families. Fam Cancer 7: 157–162, 2008.

[22]Kalimuthu S, Serra S, Hafezi–Bakhtiari S, et al. Mucin–rich variant of traditional serrated adenoma: a distinct morphological variant. Histopathology 71: 208–216, 2017.

[23]Hiromoto T, Murakami T, Akazawa Y, et al. Immunohistochemical and genetic characteristics of a colorectal mucin–rich variant of traditional serrated adenoma. Histopathology 73: 444–453, 2018.

[24]Bettington M, Walker N, Rosty C, et al. Serrated tubulovillous adenoma of the large intestine. Histopathology 68: 578–587, 2016.

[25]Liu C, McKeone DM, Walker NI, et al. GNAS mutations are present in colorectal traditional serrated adenomas, serrated tubulovillous adenomas and serrated adenocarcinomas with adverse prognostic features. Histopathology 70: 1079–1088, 2017.

Summary

Pathological Diagnosis of Serrated Lesions and Their Outlook for the Future

Tamotsu Sugai[1], Makoto Eizuka, Yoshihito Tanaka

Intramucosal colorectal neoplasia is classified into two subgroups: conventional and serrated. Although conventional neoplasia belongs to the types of cancers that arise from APC type, serrated neoplasia is subclassified as a BRAF/KRAS type of cancer. Whereas conventional type neoplasia is characterized by APC mutations/KRAS mutations, serrated neoplasia is closely associated with APC (–) /KRAS (+) mutations. In addition, BRAF mutations play an important role early in the development of serrated tumors. Thus TSA (traditional serrated adenoma) and SSA/P (sessile serrated adenoma/polyp) have different histopathological and molecular features. Histological characteristics of TSA include formation of villi at the surface, columnar cells with pencil–like nuclei and eosinophilic cytoplasm and budding (ectopic crypt foci) . On the other hand, TSA is subclassified as a BRAF and KRAS type of cancer on the basis of histological differences in the polyp base. Histological diagnosis of SSA/P is based on the following criteria: (1) glandular dilatation, (2) asymmetric crypt branching, and (3) crypt dilatation or abnormal arrangement of the crypt base. Molecular alterations are characterized by BRAF mutations and CpG island methylator phenotype–high status. Molecular alteration is correlated with the third of the three criteria for SSA/P diagnosis. For pathological diagnosis of SSA/P with cytological dysplasia, it is useful to examine immunostaining of mutant anti–BRAF antibody and MLH1/PMS2 proteins. Several variants of serrate lesions, including superficial serrated adenoma, mucin–rich TSA, and serrated tubulovillous adenoma, have been reported. Such lesions must be examined further to establish the pathological entity. We suggest that the molecular alterations enable the pathological diagnosis of serrated lesions.

[1]Division of Molecular Diagnostic Pathology, Department of Pathology, School of Medicine, Iwate Medical University, Morioka, Japan.

溃疡性结肠炎相关异型增生的诊断标准与问题

林 宏行 [1]

小野 響子

杉田 昭 [2]

小金井 一隆

摘要●组织病理学在溃疡性结肠炎相关异型增生（dysplasia）与癌变的诊断中扮演重要角色，然而这对于许多病理医生来说却是一个不小的难题。表现多种多样的异型增生不易简单地概括说明，散发性腺瘤与再生异型时常难以鉴别。异型增生较为常见的镜下表现有"细胞核增大""肿瘤细胞的苏木素浓染，以致核仁辨认困难""排列稀疏且缺乏分支结构的腺管""免疫组化染色p53表达异常"等。发育不良的杯状细胞（dystrophic goblet cells）及大量内分泌细胞等分化细胞的出现也是异型增生的特征性表现之一，尽管并不十分常见。

关键词　溃疡性结肠炎　colitic cancer　dysplasia　组织诊断

[1] 横浜市立市民病院病理診断科　〒240-8555 横浜市保土ケ谷区岡沢町 56
　　E-mail : hirohayam@yahoo.co.jp
[2] 同　炎症性腸疾患科

前言

众所周知，腺癌及其癌前病变（异型增生）好发于长期罹患炎症性肠病（inflammatory bowel disease，IBD）特别是溃疡性结肠炎（ulcerative colitis，UC）的病例。对于病理医生来说，遇到异型增生的概率要低于遇到结肠癌或腺瘤的概率，并且异型增生大多为良恶交界性，因此散发性腺瘤与伴有炎症性反应的异型增生时常难以鉴别。在活检病理诊断为高级别异型增生（high grade dysplasia，HGD）的情况下，原则上是要接受结肠全切除手术的，而散发性癌变、腺瘤与异型增生的鉴别以及低级别异型增生（low grade dysplasia，LGD）与高级别异型增生的鉴别都会成为左右手术术式等治疗方针的重要决策，病理医生对此责任重大。

一般的病理诊断学教科书中缺乏对此类异型增生鉴别诊断的详细解释说明，临床上常用的指南也没有对此进行指明，日常组织病理学诊断以及临床治疗就是在这样的情况下进行的。

本文在阐述诊断异型增生的特征性所见、诊断困难时的对策以及近年来逐渐阐明的相关领域分子水平认知的基础上，就现阶段存在的一些问题进行讨论。

从自身经历的病例总结出的临床特点及病变大体形态特征

2012—2018 年，本院共实施 UC 相关肿瘤切除手术 110 例，尽管病例数量并不算多，但通过这部分病例，在一定程度上大致捕捉到 UC 相关肿瘤的一些特征应该也是可行的。

目前已知的、UC 相关肿瘤的临床危险因素包括 UC 罹患年数、病变浸润范围、结肠癌家族史以及合并原发性硬化性胆管炎等。根据散

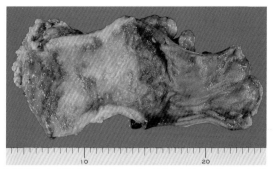

图1 溃疡性结肠炎直肠内的环周分布的4型肿瘤，肠壁明显增厚，浸润深度为pT4a。背景黏膜萎缩，未见明显活动性炎症

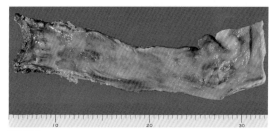

图2 溃疡性结肠炎直肠内的3型肿瘤（右）及0-Ⅱa型肿瘤（左）。肿瘤的肛侧部分形态不规则，与DALM相符合。即便在平坦的背景黏膜内也发现了大范围的异型增生

表1

无异型增生（negative for dysplasia）

未定型异型增生（indefinite for dysplasia）

异型增生（positive for dysplasia）

　低度异型增生（low grade dysplasia）

　高度异型增生（high grade dysplasia）

（Riddle RH, et al. Dysplasia in inflammatory bowel disease: standardized classification with provisional clinical applications. Hum Pathol 14: 931-968, 1983より転載）

发的病例报告以及欧美的指南，患病超过8～10年的UC发生癌变的概率会明显升高，未能达到临床缓解的、持续发病的全结肠型UC即使患病时间不足8～10年也一样会发生癌变，本院就曾发现过年龄在60～70岁、罹患UC仅5年就发生癌变的病例。UC相关结肠癌的发病年龄要明显低于散发的结肠癌，在这110个病例当中，年龄70岁以上的患者仅有16例（15%），但是近年来高龄UC患者在逐渐增加，今后这一比例有可能会进一步上升。

从手术切除治疗的指征来看，早期癌及HGD的比例在2/3以上，这与内镜医生的仔细观察、早期发现密不可分，然而在110个病例当中，依然有31例（28%）是进展期的UC相关癌变。病变多发是UC相关癌变的另一个特征。

关于发生部位，有63例发生在直肠、24例发生在乙状结肠（二者占全部病例的79%），左侧结肠的UC相关肿瘤发生率要显著高于右侧结肠。这一现象也可以说是综合地反映了UC的活动程度、患病时间及病变范围。在接受手术切除的病例中，仔细搜寻一例切除后的直肠癌变及其周围组织标本，可检出一些在术前未被发现的UC相关异型增生。

UC相关肿瘤的大体形态多种多样，多数病变并不呈现出常见于一般结肠癌的2型病变外观，进展期的UC相关癌变多为低分化、表现为管腔变窄的4型病变外观（**图1**）。背景

黏膜由于炎症性反应的破坏而导致黏膜萎缩，UC相关肿瘤病变大多在初期表现为斑点状、不规则状或颗粒状的低平隆起，也被称作DALM（dysplasia associated lesion or mass），这一点与界线清晰的腺瘤样息肉是截然不同的。进展期癌有时在内镜下完全无法辨识，即便对比术后的大体标本后再回看术前的内镜图像，有时也无法辨认出癌变或HGD的部位，在手术切除后的大体标本中查找到术前未被发现的异型增生病灶的情况并不罕见。

UC相关肿瘤的组织学特点

常用的UC相关肿瘤分类有两种，分别是Riddell等提出的IBD/Dysplasia Morphology Study Group分类（**表1**）以及日本厚生劳动省特定难治性炎症性肠病调查研究小组所制定的分类。二者均为20年以前所制定的分类方法，未必适用于现阶段的诊疗工作。有些医疗机构

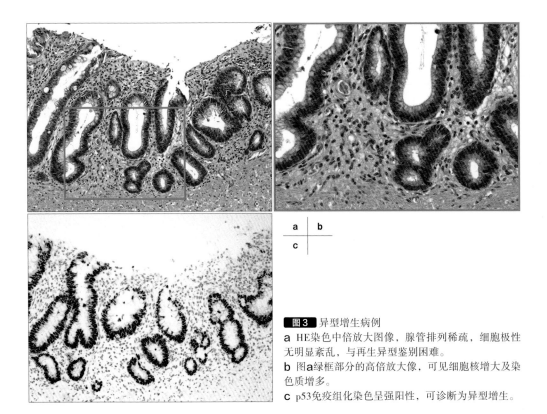

图3 异型增生病例

a HE染色中倍放大图像，腺管排列稀疏，细胞极性无明显紊乱，与再生异型鉴别困难。

b 图a绿框部分的高倍放大像，可见细胞核增大及染色质增多。

c p53免疫组化染色呈强阳性，可诊断为异型增生。

也会使用自己制定的分类方法来对 UC 相关肿瘤进行分类。无论使用那一种分类方法，最终还是都要向临床医生提供以下两条重要信息：病变为炎症性还是肿瘤性？如果病变为肿瘤性，是 UC 相关肿瘤还是散发肿瘤？

想必有很多人认为增生（dysplasia）是捕捉到异型增生上皮，可是捕捉到什么样的异型增生上皮才能够做出异型增生（dysplasia）的诊断呢？这个问题是很难说明的。由于早期 UC 相关肿瘤病变的组织病理学表现较为多样，味冈及 Murnyák 等将这类病变分成 5 种类型，并且这类病变的异型增生程度要弱于一般的散发结肠癌和结肠腺瘤，这两点无疑增加了病变诊断的难度。换言之，只要能够做到把握 UC 相关肿瘤，特别是异型增生在组织病理学特征上的一些共同点，并且确保不漏诊一些不太明显的不典型增生这两点，这类病变的诊断就不再那么困难。所谓的共同点包括以下 3 个方面：

①细胞异型：包括细胞核的增大，肿瘤细胞的苏木素浓染，以致核仁辨认困难；②构造异型指的是排列稀疏且缺乏分支结构的腺管；③分子水平异常即 p53 免疫组化染色异常。此外，腺瘤与异型增生的鉴别点是，腺瘤的异型细胞位于表层，而异型增生的异型细胞则位于深层，异型增生呈表层分化，且接近表层一侧的细胞异型程度较低。

1. 细胞异型

正常的上皮细胞通常是细胞核较大且染色体淡染。与之相反，完全成熟的正常细胞通常为染色体浓染且细胞核相对较小。而异型增生则大多表现为细胞核增大且浓染，这也是其与再生异型的鉴别点（**图 3a、b**）。注意一下细胞核的大小就会发现，异型增生与非肿瘤性组织的边界是很容易辨识的。细胞核增大且染色体淡染的细胞大多为再生上皮细胞，而观察到非常巨大的核仁则要考虑异型增生的可能性（**图 4**）。

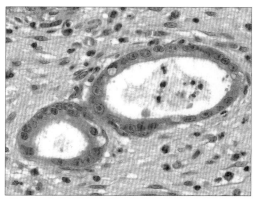

图4 异型增生病例

可见多个核仁巨大的细胞，一般再生上皮细胞的核仁不会增大到这个程度。

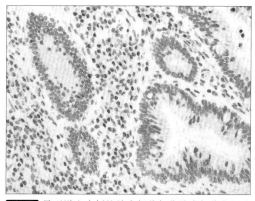

图5 异型增生病例的肿瘤部分与非肿瘤部分交界处的p53染色，左侧为非肿瘤部分的两个腺管，细胞核较小且p53染色阳性；右侧为异型增生部分的腺管，细胞核完全不染色。这一征象可以用p53变异来解释

2. 结构异型

UC相关异型增生的腺管排列较结肠腺瘤和原位腺癌要更为稀疏，这也是诊断的依据之一。一般来说，腺瘤的细胞核多为纵向长度较长、横向长度较短的细长形，细胞核的横向长度较短是腺瘤与异型增生的鉴别点之一。尽管并不常见，但有时会遇见腺瘤样的异型增生，在病理医生无法准确掌握临床资料的情况下就有可能会把异型增生病变误判为腺瘤或Group3。追加免疫组化染色有助于鉴别这两种病变，降低误诊率。

3. 分子水平

（1）p53免疫组化染色

在可疑有异型增生的时候，是一定要做p53免疫组化染色的。一般来说，异型增生组织内p53是过表达的，大多数细胞都呈现强阳性并且连续性分布（**图3c**）。相比之下，非肿瘤组织和腺瘤组织中只有少数p53弱阳性的细胞呈散在性、马赛克样分布。然而，散发癌p53高表达的情况也并不少见，因此p53高表达无法作为UC相关癌的诊断依据，UC相关癌与散发性癌的鉴别诊断有赖于一种新marker的登场。p53免疫组化染色的抗体并不是突变型，而是野生型的p53蛋白，这对于临床医生来说或许多少有些意外。大多数错义突变的p53蛋

白比野生型更加稳定，因此会在细胞中积累，从而导致过表达。先前已经提到过，免疫组化染色的结果可用于对基因突变做一个简单的判定。在无意义突变和移码突变中，变异的p53蛋白无法被抗体识别，肿瘤组织细胞p53染色呈完全阴性。而在非肿瘤组织内却可以观察到极少数p53弱阳性的细胞，注意观察就不难发现两者的差异（**图5**）。还应注意的一点是，并非所有的异型增生组织都呈p53阳性染色，p53免疫组化染色阳性并非普遍现象。

（2）Ki-67

Ki-67染色同样有助于UC相关肿瘤的诊断，当腺瘤与异型增生鉴别困难时，表皮细胞增殖区呈Ki-67阳性而p53无过表达的情况，提示病变为腺瘤的可能性较大。在活检过程中，活检钳与黏膜之间的夹角并不是恒定的，因此活检标本中黏膜组织的朝向会有较大的不确定性，而相比之下内镜手术切除及外科手术切除标本就不存在这一问题，更利于UC相关肿瘤的诊断（**图6**）。

异型增生的一些不太常见的组织学特点

在少部分异型增生病例中可观察到营养不良的杯状细胞（dystrophic goblet cells）（**图**

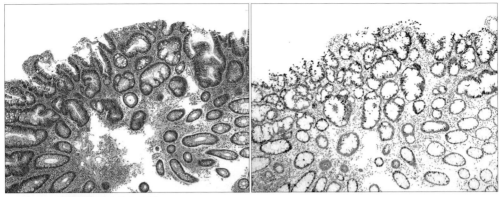

a	b

图6 散发腺瘤病例

a HE染色图像，表皮侧可见异型腺管增生

b Ki-67免疫组化染色，表皮侧可见大量细胞呈Ki-67阳性染色，可以看出增殖带位于表皮侧

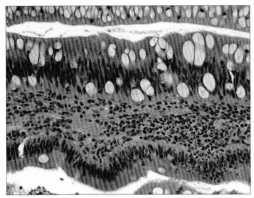

图7 异型增生病例的HE染色图像，紧邻基底膜一侧可见发育不良的杯状细胞（dystrophic goble cells），其细胞核位于远离基底膜的一侧

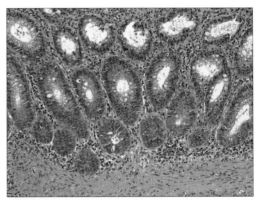

图8 异型增生病例的HE染色图像，可见大量含有嗜酸性颗粒的内分泌细胞

7）和内分泌细胞（**图8**）增加的特征性表现。dystrophic goblet cells 即失去细胞核极性的杯状细胞，在显微镜下易于辨识。内分泌细胞乍看与 Paneth 细胞形似，但它又有一些自身独特的特征，其基底侧可见嗜酸性颗粒状细胞质沉积，其数量在炎症性反应时也会轻度增加，但又不会像**图8**中的异型增生组织那样显著增加，把握这一特征可轻易地辨认出异型增生。

即便在乍看上去像腺瘤样组织的情况下，也要考虑到腺瘤样异型增生的可能性，如果是 UC 患者还是建议加做 p53 免疫组化，尽管 UC 相关肿瘤的大体外观与散发结肠癌有些许差异，结合组织学检查更为稳妥（**图9**）。在异型增生与再生异型鉴别时，如观察到与炎症性

反应程度不匹配的异常核分裂像及细胞凋亡，诊断应更倾向于异型增生。

诊断困难病例的处理

当病变被组织病理学诊断为 HGD 或更高级别的病变时，原则上要接受结肠全切除手术，因此应尽量避免过度诊断。但是如果诊断过于保守，则有可能遗漏部分具有低异型性的浸润性癌。据报道，除上述几种方法以外，也有一些其他的方法可将 UC 相关肿瘤与再生异型或散发结肠肿瘤进行鉴别，但其诊断的准确率尚未达到预期水平。

当组织病理学诊断困难时，应当结合病变的内镜下表现进行判断，比如是否为典型的散

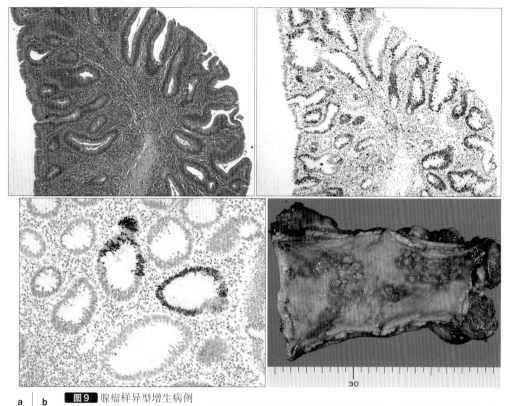

<table>
<tr><td>a</td><td>b</td></tr>
<tr><td>c</td><td>d</td></tr>
</table>

图9 腺瘤样异型增生病例

a HE染色图像，息肉样部分乍看是腺管细胞核极性完整的腺瘤样组织，但是腺管的排列较一般的腺瘤相比要略微稀疏一些。

b Ki-67免疫组化染色图像可见增殖带并不位于表皮一侧。

c p53免疫组化染色图像可见一部分呈连续分布的、染色强阳性的细胞。

d 肉眼大体观为DALM样的多发性息肉改变，可轻易地将异型增生与腺瘤鉴别开来。

发腺瘤样外观，并且在背景黏膜中多处取活检，必要时与临床医生一起协同来探讨以做出诊断。例如，一个由腺瘤组织构成的平坦隆起型病变，在通过p53和Ki-67免疫组化染色难以区分腺瘤和异型增生的情况下，可以对病变的背景黏膜进行活检查找异型增生组织，这也不失为一种有效的策略。如果背景黏膜内含有异型增生组织，即可诊断UC相关肿瘤。反之，则可以考虑行诊断性内镜治疗而不是将病变完全切除。

LGD与HGD可以通过细胞核的异型性与极性来进行鉴别，如同鉴别诊断标准较为接近的散发腺瘤与腺癌那样，不同病理医生之间对于LGD与HGD的鉴别诊断也会存在类似程度的差异。通过活检可将LGD与HGD鉴别开来，

从而决定治疗方针，组织病理学在其中所起到的作用至关重要，但是异型增生的诊断较为困难，同时又缺少详细阐述鉴别诊断要点的文献。现实中的处理原则是，当活检标本中大部分区域为HGD组织或者说通过免疫组化染色可以明确诊断HGD时，应当首先考虑手术治疗。

癌变机制

分子生物学方法可在今后用于解决一部分诊断上的难题，在分子生物学方法投入使用前必须要在一定程度上了解UC相关肿瘤的癌变机制。现阶段公认的假说是伴有慢性炎症的氧化应激反应导致基因突变，从而进一步发展为癌变。近年来，非UC相关结肠癌经由腺瘤—癌的演进（adenoma-carcinoma sequence）途径

或者由锯齿状腺瘤途径而发生的癌变机制已被清晰阐明，与其相关的染色体不稳定性、微卫星不稳定性、甲基化以及分子水平异常等机制的解析也在逐步得到完善。但愿 UC 相关肿瘤的癌变机制也能够在今后被清晰阐明，相关知识能够进一步积累。

在 IBD 相关癌症病变的 Exome 分析当中，*p53* 基因突变依然是最为常见的，可是据报道，其突变的概率与散发结肠癌并没有显著的差异。这一现象与 p53 染色阳性并不一定代表是 UC 相关病变的说法是一致的。然而，多见于散发结肠肿瘤的 *APC* 基因突变在 UC 相关肿瘤中却是观察不到的，并且散发结肠肿瘤的 *KRAS* 基因突变也是较少见的。众所周知，散发结肠肿瘤大多合并 *WNT* 基因突变，然而 UC 相关肿瘤的 *WNT* 基因突变有可能是通过 *APC* 基因突变以外的方式发生的。例如，通过表观遗传学途径发生或者是信号通路下游的基因表达低下发生，这一点与通过是否存在 β-CATENNIN 表达而鉴别散发腺瘤与异型增生的观点是一致的。

关于碱基置换的方式，有报道称在 UC 相关肿瘤中，夹在 A 与 G 之间的 A → C 变异较散发腺瘤更为常见，这也是其特征性表现之一。这种碱基置换方式在胃癌与食管癌这两种炎症背景下发生的癌症中也较为常见，提示这有可能是一种可通过紫外线发现、具有特征性的基因变异方式，这一点是非常有趣的。

结语

尽管本文列举了一些关于异型增生的、较为实用的组织病理学特征，然而对于多数的病理医生来说，即便是遇到异型增生也难以做出诊断的情况并不少见。今后仍然有很多问题有待解决。

UC 患者的活检标本缺乏组织学特征性，尽管内镜医生最希望通过它来明确是否存在肿瘤，但是对于病理医生来说，诊断经验及一些必要的信息在现阶段都严重不足。在每位病理医生都应人手一册的《大肠癌处理准则（第 9 版）》一书中，关于 UC 相关肿瘤 Group 分类的章节里仅有一小段简单的文字叙述，也没有附上异型增生的组织病理学图像。这一领域也是结肠肿瘤病理诊断的课题之一，在此衷心希望有更多的病理医生能够阅读本文，更多地关注异型增生的诊断。

参考文献

[1]Ekbom A, Helmick C, Zack M, et al. Ulcerative colitis and colorectal cancer. A population-based study. N Engl J Med 323: 1228-1233, 1990.

[2]Eaden JA, Abrams KR, Maybery JF. The risk of colorectal cancer in ulcerative colitis: a meta-analysis. Gut 48: 526-535, 2001.

[3]Dulai PS, Sandborn WJ, Gupta S. Colorectal cancer and dysplasia in inflammatory bowel disease: a review of disease epidemiology, pathophysiology, and management. Cancer Prev Res 9: 887-894, 2016.

[4]Riddell RH, Goldman H, Ransohoff DF, et al. Dysplasia in inflammatory bowel disease: standardized classification with provisional clinical applications. Hum Pathol 14: 931-968, 1983.

[5]田中宏幸，藤盛孝博，安田是和．IBD dysplasia/cancer. 八尾隆史，藤盛孝博（編）．腫瘍病理鑑別診断アトラス 大腸癌．文光堂，pp 148-155, 2011.

[6]武藤徹一郎，若狭治毅，喜納勇，他．潰瘍性大腸炎に出現する異型上皮の病理組織学的の判定基準—surveillance colonoscopyへの応用を目的とした新判定基準の提案．日本大腸肛門病会誌 47: 547-551, 1994.

[7]味岡洋一，佐野知江．潰瘍性大腸炎における大腸癌の病理組織学的の特徴と生検診断．日消誌 110: 379-384, 2013.

[8]Murnyák B, Hortobágyi T. Immunohistochemical correlates of TP53 somatic mutations in cancer. Oncotarget 7: 64910-64920, 2016.

[9]味岡洋一，谷優佑，高村佳緒里，他．炎症性発癌の病理診断と発癌機序．病理と臨 36: 1076-1081, 2018.

[10]伴慎一，清水道生，山岸秀嗣，他．病理組織からみた colitic cancerの初期病変．胃と腸 49: 1407-1422, 2014.

[11]Shigaki K, Mitomi H, Fujimori T, et al. Immunohistochemical analysis of chromogranin A and p53 expressions in ulcerative colitis-associated neoplasia: neuroendocrine differentiation as an early event in the colitis-neoplasia sequence. Hum Pathol 44: 2393-2399, 2013.

[12]Harpaz N, Polydorides AD. Colorectal dysplasia in chronic inflammatory bowel disease: pathology, clinical implications, and pathogenesis. Arch Pathol Lab Med 134: 876-895, 2010.

[13]Okayasu I. Development of ulcerative colitis and its associated colorectal neoplasia as a model of the organ-specific chronic inflammation-carcinoma sequence. Pathol Int 62: 368-380, 2012.

[14]Chen R, Lai LA, Brentnall TA, et al. Biomarkers for colitis-associated colorectal cancer. World J Gastroenterol 22: 7882-7891, 2016.

[15]Robles AI, Traverso G, Zhang M, et al. Whole-exome

sequencing analysis of inflammatory bowel disease-associated colorectal cancers. Gastroenterology 150: 931-943, 2016.

[16]Dhir M, Montgomery EA, Glöckner SC, et al. Epigenetic regulation of WNT signaling pathway genes in inflammatory bowel disease (IBD) associated neoplasia. J Gastrointest Surg 12: 1745-1753, 2008.

[17]田中正則. 通常腺腫とcolitic cancer/dysplasiaの鑑別—生検を含む. 胃と腸 37: 971-979, 2002.

Summary

Diagnostic Criteria and Problems of Dysplasia/Cancer in Ulcerative Colitis

Hiroyuki Hayashi[1], Kyoko Ono,
Akira Sugita[2], Kazutaka Koganei

The histological diagnosis of dysplasia plays a crucial role in the management of patients with inflammatory bowel disease ; however, the diagnostic criteria are still confusing, and distinguishing sporadic adenoma from reactive epithelial change can be challenging. Increased nuclear-to-cytoplasmic ratio and diffuse nuclear hyperchromasia, uncrowded and weakly branched straight glands, and p53 abnormality are the common histological features of dysplasia. Dystrophic goblet cells and neuroendocrine differentiation are characteristic to dysplasia.

[1]Department of Pathology, Yokohama Municipal Citizen's Hospital, Yokohama, Japan.
[2]Inflammatory Bowel Disease, Yokohama Municipal Citizen's Hospital, Yokohama, Japan.

特集

病例诊断的说明与总结

八尾 隆史（顺天堂大学医学研究科人体病理病态学）

诊断者

菅井 有	岩手医科大学医学部病理诊断学教研室	和田 了	顺天堂医科大学医学部附属静冈医院病理诊断科
八尾 隆史	顺天堂大学医学研究科人体病理病态学		
味冈 洋一	新潟大学大学院医齿学综合研究科分子·诊断病理学部门	伴 慎一	独协医科大学埼玉医疗中心病理诊断科
		根本 哲生	昭和大学横滨市北部医院临床病理诊断科
新井 富生	东京都健康长寿医疗中心病理诊断科	藤原 美奈子	九州医疗中心病理部
江头 由太郎	大阪医科大学病理学教研室	牛久 哲男	东京大学大学院医学系研究科人体病理学·病理诊断科
海崎 泰治	福井县立医院病理诊断科		
九嶋 亮治	滋贺医科大学临床检查医学教研室（附属医院病理诊断科）	河内 洋	癌研有明医院病理部
		林 宏行	横滨市立市民病医院病理诊断科
二村 聪	福冈大学医学部病理学教研室		

序言

本系列丛书过去曾分别在 1992 年及 1998 推出题为《早期结肠癌的组织病理学标准——差异在何处》和《早期结肠癌的组织病理学标准——诸多问题都得到解决了吗？》的两本图书。与 1992 年相比，1998 年时在早期结肠癌组织病理学诊断领域就已经有了一些进展，但不同病理医生之间的诊断差异却依然存在。

现如今 30 年过去了，日本的消化道专科病理医生已经完成了世代更迭，除常规腺瘤外，过去不曾提及的锯齿状病变及溃疡性结肠炎（ulcerative colitis，UC）相关肿瘤也会导致诊断上的差异，为了使更多人了解到这一现状并同时强调建立统一诊断标准的必要性，本书应运而生。

此外，本次 27 个病例的 HE 组织病理学图像于事前发给 15 位病理医生。座谈会中，在诊断结果的基础上，结合分子生物学分析以及免疫组化染色结果，一同来谈商讨诊断标准。

诊断的一致率

2 例 UC 相关肿瘤（26 个病例、27 个病例）病例的出题者原本将病变诊断为 IND（indefinite for neoplasia），因此这两个病例的诊断一致率也就相对偏低。在剩余的 25 个病例当中，受试者做出的 375 个诊断里有 247（65.9%）个诊断是与出题者一致的。由于高度异型的腺瘤与腺癌病例都是需要临床干预的，如果将这二者视为一类病变来进行分析的话，诊断一致率则为 74.1%（278/375）。此外，对于腺瘤的诊断一致率是通过以病变的异型程度为标准进行判定的，但是病理医生之间对于管状腺瘤（tubular）与管状绒毛状腺瘤（tubulovillous）的判定依然存在差异。除了对异型程度的判定以外，对于不同腺瘤亚型的判定，同样有必要制定统一的诊断标准。

诊断结果汇总（红字为座谈会的部分）

常规型腺瘤

病例	出题单位	出题者诊断	A医生	B医生	C医生	D医生	E医生	F医生
1	岩手医大	管状腺瘤（tubular adenom, LG）	管状腺瘤（tubular adenom, LG）	管状腺瘤（tubular adenom, LG）	管状腺瘤（tubular adenom, LG）	管状腺瘤（tubular adenom, LG）	管状腺瘤（tubular adenom, LG）	管状腺瘤（tubular adenom, LG）
2	岩手医大	tubulovillous adenoma（HG）	tubular adenoma（HG）	tubulovillous adenoma（HG）	管状腺瘤（tubular adenom, LG）	tubulovillous adenoma（LG）	tubulovillous adenoma（LG）	tubulovillous adenoma（LG）
3	岩手医大	tubulovillous adenoma（HG）	管状腺瘤（tubular adenom, LG）	tubulovillous adenoma（HG）	tubular adenoma（HG）	管状腺瘤（tubular adenom, LG）	AC+adenoma	TSA
4	岩手医大	AC in/with adenoma	tubulovillous adenoma（HG）	AC+adenoma	AC（m癌）	AC in/with adenoma	AC+adenoma	AC+adenoma
5	岩手医大	AC（m癌）	tubular adenoma（HG）	AC（m癌）	tubular adenoma（HG）	AC（m癌）	AC（m癌）	AC（m癌）
6	岩手医大	AC（m癌）	AC（m癌）	AC（m癌）	AC（m癌）	AC（m癌）	AC（m癌）	AC（m癌）
7	顺天堂大	AC（m癌）	AC（m癌）	tubular adenoma（LG）	AC（m癌）	AC（m癌）	AC（m癌）	AC（m癌）

G医生	H医生	I医生	J医生	K医生	L医生	M医生	N医生	O医生
管状腺瘤（tubular nadenom, LG）	管状腺瘤（tubular nadenom, LG）	tubulovillous adenoma（LG）	管状腺瘤（tubular adenom, LG）	管状腺瘤（tubular nadenom, LG）	管状腺瘤（tubular nadenom, LG）	管状腺瘤（tubular nadenom, LG）	管状腺瘤（tubular nadenom, LG）	管状腺瘤（tubular nadenom, LG）
tubulovillous adenoma（LG）	tubulovillous adenoma（LG）	tubulovillous adenoma（HG）	tubulovillous adenoma（HG）	tubulovillous adenoma（HG）	tubular adenoma（HG）	tubulovillous adenoma（LG）	tubulovillous adenoma（HG）	tubulovillous adenoma（LG）
管状腺瘤（tubular nadenom, LG）	tubular adenoma（HG）	AC+adenoma	AC（m癌）	tubular adenoma（HG）	TSA	AC+adenoma	tubular adenoma（LG）	tubular adenoma（LG）
tubulovillous adenoma（LG）	AC in/with adenoma	AC（sm癌）	AC（m癌）	AC（m癌）	AC in/with adenoma	AC（m癌）	AC+adenoma	AC（sm癌）
tubulovillous adenoma（HG）	AC（m癌）	AC+adenoma	AC（m癌）	AC（m癌）	tubulovillous adenoma（HG）	tubulovillous adenoma（HG）	AC（m癌）	AC（m癌）
tubular adenoma（HG）	AC（m癌）	AC+adenoma	AC（m癌）	AC（m癌）	AC（m癌）	tubular adenoma（HG）	AC（m癌）	AC（m癌）
tubular adenoma（HG）	tubular adenoma（HG）	AC（m癌）	AC（m癌）	AC（m癌）	tubular adenoma（HG）	tubular adenoma（HG）	AC（m癌）	tubular adenoma（HG）

关于adenoma（LG，HG）以及AC的诊断，给出答案与出题者一致的标注为 ▢，与出题者不一致且数量最多的答案用 ▨ 标注，与出题者不一致，数量仅次于 ▨ 的答案使用 ▨ 进行标注。
AC：adenocarcinoma（腺癌）；LG：low grade（低异型度）；HG：high grade（高异型度）；TSA：traditional serrated adenoma（传统锯齿状病变）

锯齿状病变

病例	出题单位	出题者诊断	A医生	B医生	C医生	D医生	E医生	F医生
8	岩手医大	TSA	TSA	TSA	HP	TSA	TSA	HP
9	岩手医大	MVHP	HP	HP	others	HP	HP	HP
10	岩手医大	MVHP	HP	HP	HP	HP	HP	HP
11	岩手医大	SSA/P	SSA/P	SSA/P	SSA/P	SSA/P	SSA/P	SSA/P
12	岩手医大	SSA/P	SSA/P	SSA/P	SSA/P	SSA/P	SSA/P	SSA/P
13	岩手医大	SSA/P	SSA/P	SSA/P	HP	SSA/P	SSA/P	SSA/P
14	岩手医大	SSA/P	管状腺瘤（tubular nadenom, LG）	SSA/P	未知病变（unclassified lesion）	SSA/P+CD	others（MHAP）	SSA/P+CD
15	岩手医大	SSA/P with CD	管状腺瘤（tubular nadenom, LG）	SSA/P+CD	管状腺瘤（tubular nadenom, LG）	SSA/P+CD	SSA/P+CD	SSA/P+CD
16	岩手医大	AC with SSA/P	AC+SSA/P	AC+SSA/P	AC（sm癌）	AC+SSA/P	AC+SSA/P	AC+SSA/P
17	岩手医大	TSA	TSA	TSA	TSA	TSA	TSA	TSA

G医生	H医生	I医生	J医生	K医生	L医生	M医生	N医生	O医生
HP	SSA/P	HP	TSA	TSA	TSA	TSA	HP	TSA
HP	HP	HP	SSA/P	HP	HP	HP	HP	SSA/P
HP	TSA	TSA	TSA	HP	HP	HP	HP	HP
SSA/P	SSA/P	SSA/P	SSA/P	SSA/P	SSA/P	SSA/P	SSA/P	SSA/P
HP	SSA/P	SSA/P	SSA/P	SSA/P	SSA/P	SSA/P	SSA/P	SSA/P
SSA/P	SSA/P	SSA/P+CD	SSA/P	SSA/P	SSA/P+CD	SSA/P	SSA/P	SSA/P
HP	SSA/P	SSA/P+CD	SSA/P+CD	SSA/P+CD	HP	others（SpSA）	HP	HP
SSA/P	SSA/P+CD	SSA/P+CD	tubular adenoma（HG）	SSA/P+CD	SSA/P+CD	SSA/P+CD	others（SpSA）	SSA/P+CD
AC+SSA/P	AC+SSA/P	AC+SSA/P	AC+SSA/P	AC（sm癌）	AC+SSA/P	AC+SSA/P	AC（m癌）	AC+SSA/P
TSA	SSA/P+CD	TSA	tubulovillous adenoma（HG）	TSA	SSA/P+CD	TSA	TSA	TSA

关于HP，TSA，SSA/P，SSA/P+CD，AC+SSA/P以及AC的诊断，给出答案与出题者一致的标注为▨▨，与出题者不一致且数量最多的答案用▨▨标注，与出题者不一致，数量仅次于▨▨的答案使用▨▨进行标注。
AC：adenocarcinoma（腺癌）；LG：low grade（低异型度）；HG：high grade（高异型度）；HP：hyperplastic polyp（增生性息肉）；TSA：traditional serrated adenoma；SSA/P：sessile serrated adenoma/polyp；CD：cytological dysplasia；MVHP：microvesicular HP；MHAP：mixed hyperplastic adenomatous polyp；SpSA：superficially serrated adenoma

UC相关病变

病例	出题单位	出题者诊断	A医生	B医生	C医生	D医生	E医生	F医生
18	顺天堂大	LGD	LGD	LGD	LGD	LGD	LGD	HGD
19	顺天堂大	HGD	HGD	HGD	HGD	AC（m癌）	AC（m癌）	AC（m癌）
20	新泻大	HGD	HGD	LGD	HGD	HGD	HGD	AC（m癌）
21	新泻大	HGD	HGD	HGD	HGD	HGD	AC（m癌）	HGD
22	新泻大	HGD	HGD	HGD	HGD	HGD	HGD	HGD
23	新泻大	LGD	INF	INF	LGD	LGD	LGD	HGD
24	新泻大	LGD	HGD	IND	LGD	LGD	LGD	HGD
25	新泻大	LGD	AC（sm癌）	AC（m癌）	LGD	HGD	LGD	AC（sm癌）
26	新泻大	IND	INF	LGD	IND	LGD	IND	LGD
27	新泻大	IND	LGD	others（non dysplasia）	IND	LGD	IND	LGD

G医生	H医生	I医生	J医生	K医生	L医生	M医生	N医生	O医生
LGD	LGD	tubular adenoma（LG）	LGD	LGD	LGD	LGD	LGD	LGD
others（carcinoma in adenoma）	HGD	HGD	AC（m癌）	AC（m癌）	AC（m癌）	AC（m癌）	AC（m癌）	HGD
HGD	HGD	LGD	AC（m癌）	AC（m癌）	HGD	HGD	HGD	HGD
HGD	HGD	LGD	HGD	HGD	LGD	HGD	HGD	HGD
HGD	AC（m癌）	LGD	AC（m癌）	HGD	HGD	HGD	HGD	HGD
LGD	LGD	HGD	HGD	LGD	INF	HGD	HGD	HGD
LGD	HGD	LGD	AC（m癌）	HGD	HGD	HGD	HGD	HGD
others	AC（sm癌）	HGD	others	AC（sm癌）	AC（sm癌）	AC（sm癌）	AC（sm癌）	AC（sm癌）
others（UC缓解期）	others	others（UC轻度活动期）	HGD	IND/INF	INF	IND	others（UC中度活动期）	INF
others（UC缓解期）	others	others（UC缓解期）	LGD	LGD	INF	LGD	others（UC缓解期）	LGD

关于LGD，HGD，AC，IND/INF的诊断，给出答案与出题者一致的标注为▨▨，与出题者不一致且数量最多的答案用▨▨标注，与出题者不一致，数量仅次于▨▨的答案使用▨▨进行标注。
UC：ulcerated colitis（溃疡性结肠炎）；LG：low grade（低异型度）；AC：adenocarcinoma（腺癌）；LGD：low grade dysplasia；HGD：high grade dysplasia；INF：indefinite for neoplasia；IND：indefinite for dysplasia

各病例诊断结果的解说

1.座谈会未刊登的部分

（1）常规型腺瘤

［**病例1**］ 出题者诊断：低度异型管状腺瘤

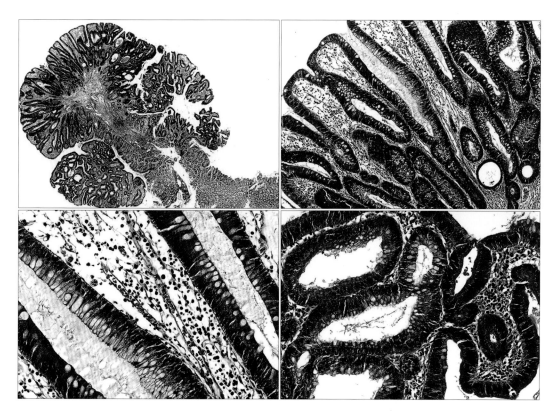

出题者诊断	分子生物学分析	诊断结果统计			其他
		adenoma		AC	
		LG	HG		
adenoma（LG）, tubular	SCNA low	15*			

*: 其中包含1例管状绒毛状腺瘤（tubulovillous）

> 评论：由少数构造紊乱的异型腺管增生形成的肿瘤。核浆（N/C）比大部分在50%以下，细胞核为纺锤形，于基底膜侧整齐排列，可见轻度的假复层化。图中可见大量的杯状细胞，细胞分化保持良好，典型的低度异型腺瘤组织学图像。
>
> 15名受试者给出的诊断结果均为低度异型腺瘤。从分子生物学分析结果、体细胞拷贝数变化（somatic copy-number alteration，SCNA）来看，也是符合低度异型的，本病例的诊断没有什么特别的问题。

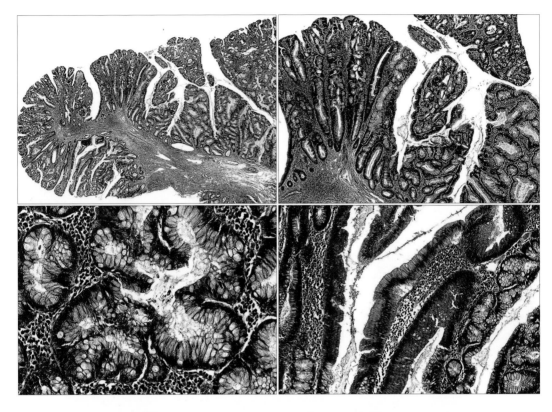

出题者诊断	分子生物学分析	诊断结果统计			其他
		adenoma		AC*	
		LG	HG		
adenoma（HG），tubulovillous	SCNA low	5	4	4	TSA：2

*：其中包括AC in/with adenoma（腺瘤伴局灶癌变）

评论：15 名受试者给出的诊断有低度异型腺瘤、高度异型腺瘤、腺癌，3 种诊断分布较均匀。细胞的 N/C 比大部分在 50% 以下（低度异型），纺锤形的细胞核位于基底膜侧（细胞极性保持良好），黏液成分丰富（细胞分化良好）。从这几点来看，病变应该被判定为低度异型腺瘤，但是异常的腺管分支结构可被判定为异型结构，如此一来病变的诊断则应该是腺癌。

SCNA 结果与低度异型相吻合，可认为病变的异型程度并不是很高。有可能是这一点解释了乍看上去像癌组织的筛状结构为什么不被诊断为癌的原因。这样的问题会在很多病例当中出现，因此也就有必要建立一个判定异型结构的客观标准。

另外，还有 2 名受试者给出的诊断是 TSA，这说明病变当中是多少包含 TSA 成分的，我认为这 2 名受试者有可能是将显著的腺管分支结构判定为异位隐窝形成（ectopic crypt foci）。

这个病例不仅涉及异型程度的判定标准以及癌的诊断标准，还包含了锯齿状腺瘤诊断标准的问题。

[病例5，病例6] 出题者诊断：高分化腺癌

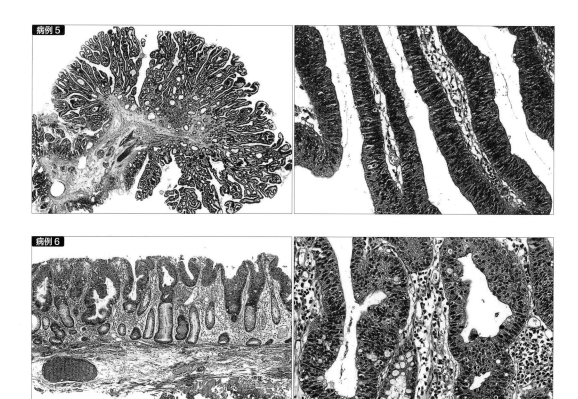

病例	出题者诊断	分子生物学分析	诊断结果统计			其他
			adenoma		AC[*]	
			LG	HG		
5	AC（m癌）	SCNA high		5	10	
6	AC（m癌）	SCNA high		2	13	

[*]：其中包括AC in/with adenoma（腺瘤伴局灶癌变）

　　评论：15 名受试者在高度异型腺瘤和腺癌的诊断上出现了不一致，黏膜高分化型腺癌与高度异型腺瘤在临床上的处理原则是相同的，这两者之间的不一致也可以因此而被忽略。

　　[病例5] 和 [病例6] 的 N/C 比均在 50% 以上，并且黏液成分明显减少，[病例5] 的细胞核大多呈纺锤形，而 [病例6] 的组织图像当中则可见类圆形细胞核、细胞极性紊乱，或许正是由于这个原因，[病例6] 倾向于癌诊断的受试者要略多于 [病例5]。另外，[病例6] 按照欧美的诊断标准为未见明显浸润的黏膜内病变，应被诊断为高度异型腺瘤。

（2）锯齿状病变

[**病例9，病例10**] 出题者诊断：HP

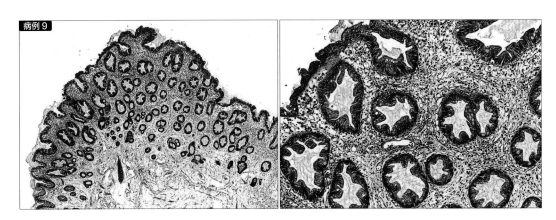

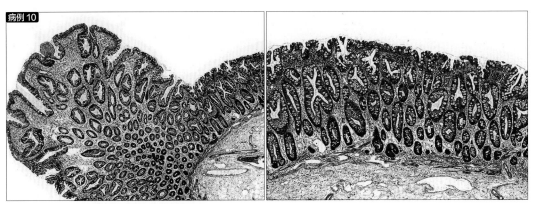

病例	出题者诊断	分子生物学分析	诊断结果统计						
			HP	TSA	SSA/P	SSA/P+CD	AC+SSA/P	AC	其他
9	MVHP	*BRAF*，LME，MSS	12		2				1
10	MVHP	*KRAS*，IME，MSS	12	3					

LME：low methylation（甲基化：低）；IME：intermediate methylation（甲基化：中）；MSS：microsatellite stability（微卫星稳定性）

评论：诊断结果大部分都是增生性息肉（MVHP）。

[**病例9**] 隐窝深部扩张、变形，分支腺管占比 10% 以上即可诊断为 SSA/P。尽管这个病例可见隐窝深部的分支腺管和扩张，但是最深部却未见扩张、变形。因此如结果所示，多数受试者都没有给出 SSA/P 的诊断。

[**病例10**] 从全层性腺管异型的角度来看，病变可诊断为腺瘤。从 *KRAS* 变异的角度来看，本病例有可能并非 MVHP 而是 TSA。这个病例提示，与分子机制异常和组织形态异常的判定相比，制定更加准确的诊断标准是更为必要的。

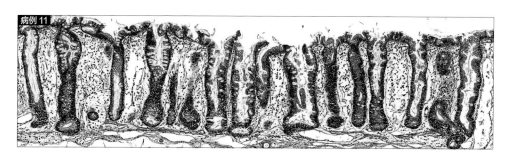

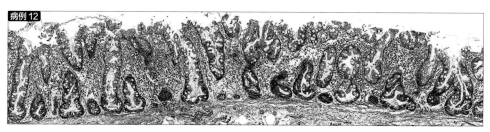

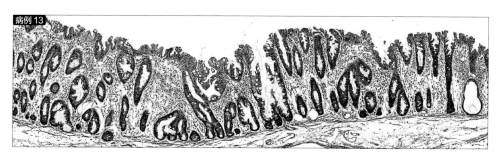

病例	出题者诊断	分子生物学分析	诊断结果统计						
			HP	TSA	SSA/P	SSA/P＋CD	AC＋SSA/P	AC	其他
11	SSA/P	*BRAF*，HME，MSS			15				
12	SSA/P	*BRAF*，HME，MSS	1		14				
13	SSA/P，左侧结肠	*KRAS*，IME，MSS	1		12	2			

HME：high methylation（甲基化：高）

评论：这几个病例的诊断总体上看是比较一致的，几乎全部受试者都认为这 3 个病例中有 SSA/P 成分的存在。部分受试者认为病变合并有全层性腺管异型的肿瘤结果，将病变诊断为 SSA/P＋CD（cytological dysplasia）。如同在 ［**病例10**］ 中所提到的，全层性异型性的判定存在较强的主观因素，有必要制定更为可观的判定方法。另外，［**病例13**］ 位于左侧结肠，从组织学图像上看诊断为 SSA/P 没有问题，但是该病变合并 *KRAS* 突变则是一个非典型的表现。

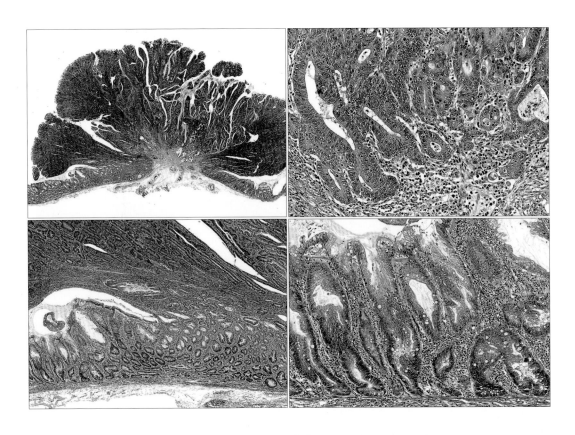

病例	出题者诊断	分子生物学分析	诊断结果统计						
			HP	TSA	SSA/P	SSA/P+CD	AC+SSA/P	AC	其他
16	AC with SSA/P	*BRAF*，HME，MSS（癌部MSI）					12	3	

MSI：microsatellite instability（微卫星不稳定性）

评论：受试者给出的诊断基本上一致。分子生物学分析结果与SSA/P合并癌变相符合。没有诊断SSA/P合并癌变的受试者有可能没有仔细观察病变的边缘部分。为了进一步分析锯齿状病变癌变的分子变异机制，应注意仔细观察癌变部分的边缘。找出并积累更多类似的病例是很重要的。

[病例17] 出题者诊断：TSA

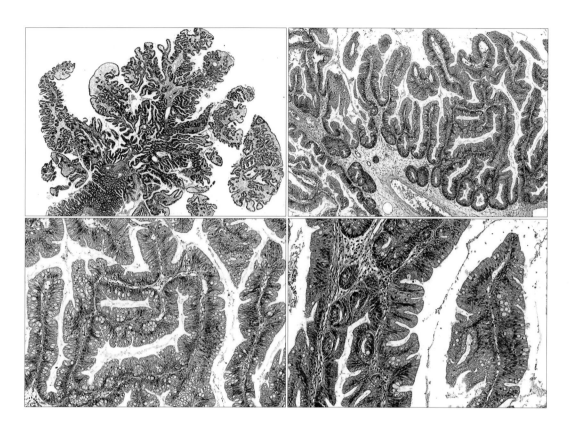

病例	出题者诊断	分子生物学分析	诊断结果统计						
			HP	TSA	SSA/P	SSA/P+CD	AC+SSA/P	AC	其他
17	TSA	*BRAF*，HME，MSS		12		2			1

评论：受试者给出的诊断基本上一致。分子生物学分析结果与TSA相符合。有一位受试者给出的诊断是管状绒毛状腺瘤（表格中列入其他的1例），在没有锯齿状腺瘤这个概念的时代，这类病变都是这样诊断的。

（3）UC相关肿瘤

［**病例20～病例22**］ 出题者诊断：HGD

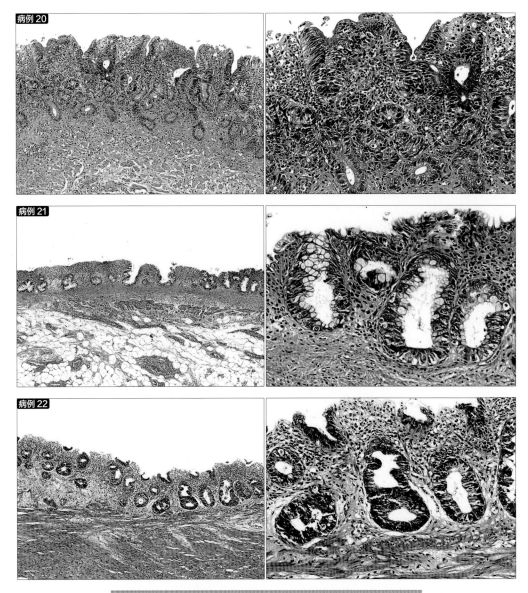

病例	出题者诊断	诊断结果统计				
		LGD	HGD	AC	IND/INF	其他
20	HGD	2	10	3		
21	HGD	3	11	1		
22	HGD		13	2		

　　评论：HGD 在本质上也属于癌的范畴，受试者之间诊断的差异基本上仅体现在是否使用癌这一称谓上，诊断结果总体上比较一致。

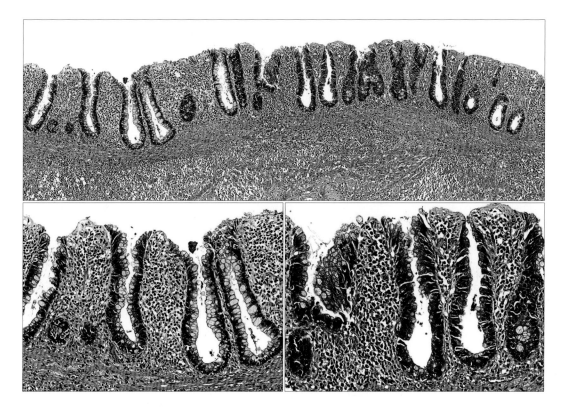

病例	出题者诊断	诊断结果统计				
		LGD	HGD	AC	IND/INF	其他
23	LGD	6	6		3	

　　评论：受试者之间的诊断不甚一致，考虑与 LGD 和 HGD 缺乏统一的诊断标准有关。N/C 比在 50% 以下，如果是肿瘤性病变的话，应被定为"低度异型"，诊断 LGD。然而，也有人认为即便是"低度异型"也应该算作肿瘤性病变，诊断 HGD 也没有什么不妥。另外在 UC 背景下，即便是腺管密度不高也有可能是肿瘤性病变，像本病例的这种情况肿瘤和异常再生上皮通常难以鉴别。

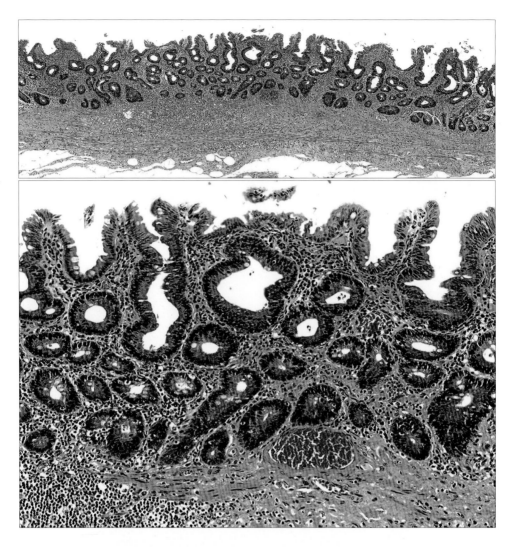

病例	出题者诊断	诊断结果统计				
		LGD	HGD	AC	IND/INF	其他
24	LGD	4	9	1	1	

评论：受试者之间的诊断不甚一致，其原因考虑为 LGD、HGD 缺乏统一的诊断标准，与［**病例 24**］类似。

[病例25] 出题者诊断：LGD

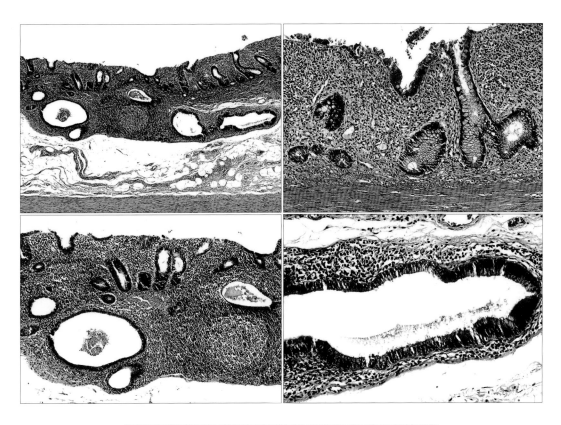

病例	出题者诊断	诊断结果统计				
		LGD	HGD	AC	IND/INF	其他
25	LGD	3	2	8		2

　　评论：受试者之间的诊断不甚一致，LGD、HGD 缺乏统一的诊断标准有可能是原因之一，与 [病例23、病例24] 类似，本病例的异常腺管侵及黏膜下层，如果将其判定为浸润的话即可做出癌的诊断。本病例未见间质反应，UC 的再生过程中非肿瘤性腺管时常混入黏膜下层，如果将其判定为假性癌性浸润即可做出 LGD 的诊断。

2.座谈会刊登的部分

（1）常规型腺瘤

[**病例2**] 出题者诊断：高度异型管状绒毛状腺瘤

出题者诊断	分子生物学分析或免疫组化染色结果	诊断结果统计			其他
		adenoma		AC*	
		LG	HG		
adenoma（HG），tubulovillous	SCNA high	8	7		

*：包括AC in/with adenoma

评论：15名受试者全员给出了腺瘤的诊断，其中8名认为病变是低度异型、7名认为是高度异型腺瘤。然而，如同先前座谈会中所述，给出低度异型腺瘤诊断的8名受试者也都承认病变当中至少包含一部分高度异型的成分，只是从整体上把握而给出了低度异型腺瘤的诊断。因此，把这8名受试者的诊断算作高度异型腺瘤也并不矛盾，SCNA的结果与高度异型病变也是高度吻合的。综上所述，将本病例诊断为高度异型腺瘤较为妥当。

[**病例4**] 出题者诊断：高分化型腺癌

出题者诊断	分子生物学分析或免疫组化染色结果	诊断结果统计			其他
		adenoma		AC*	
		LG	HG		
AC in/with adenoma	SCNA high	1	1	13	

*：包括AC in/with adenoma

评论：15名受试者中，1名给出的是低度异型腺瘤诊断，1名给出的是高度异型腺瘤诊断，其他13名很一致地给出了腺癌诊断。表层部的低度异型腺瘤部分与深层的高分化癌部分相互移行，但二者之间并没有明确的分界线，因此从病变整体上看也有可能诊断腺瘤。然而，病变局部可观察到少量出芽改变，结合SCNA分析结果认为将病变诊断为腺癌较为妥当。

[**病例7**] 出题者诊断：高分化型腺癌（笔者出题）

出题者诊断	分子生物学分析或免疫组化染色结果	诊断结果统计			其他
		adenoma		AC*	
		LG	HG		
AC（m癌）	CD10（+），p53（+）	1	5	9	

*：包括AC in/with adenoma

评论：座谈会中曾提到过，这是一个需要引起注意的病变。关于表浅型（平坦型、凹陷型）病变，即便是N/C比不高、细胞核极性不紊乱，也会见到细胞核圆形化、染色质chromatin量增多、细胞质嗜酸化（完全没有黏液）等改变，与隆起型病变的组织学特征有一些差异。这种类型的病变中经常会见到CD10呈阳性表达的癌，活检病理将其诊断为低度异型腺瘤（Group3）是不可以的。p53蛋白过度表达也同样是诊断癌的客观依据。

（2）锯齿状病变

[**病例8**] 出题者诊断：TSA

出题者诊断	分子生物学分析	诊断结果统计						
		HP	TSA	SSA/P	SSA/P+CD	AC+SSA/P	AC	其他
TSA	*BRAF*，LME，MSS	5	9	1				

评论：15 名受试者给出的诊断中，诊断 HP 者有 5 名，TSA 有 9 名，SSA/P 有 1 名，这是一个典型的需要将肿瘤性与非肿瘤性病变进行鉴别的病例。座谈会中曾提到过，病变表层可见异型结构即可诊断为腺瘤，见不到异型结构即诊断为增生性息肉，不同病理医生在这一点的判断上存在差异。这也很有可能是导致诊断不一致的根本原因。

[**病例14**] 出题者诊断：SSA/P

出题者诊断	分子生物学分析	诊断结果统计						
		HP	TSA	SSA/P	SSA/P+CD	AC+SSA/P	AC	其他
SSA/P	*BRAF*，HME，MSS	4		2	5			4

评论：15 名受试者给出的诊断中，诊断 HP 者有 4 名，SSA/P 有 2 名，SSA/P+CD 有 5 名，其他诊断有 4 名，这是一个诊断结果差异较大的病例。4 例"其他"的诊断包括管状腺瘤（未能进一步分类），腺瘤 + 增生性息肉以及表浅锯齿状腺瘤 SpSA（superficially serrated adenoma）。详细内容请参考座谈会部分。几种病变的特征在这个病例中都可以看到一些，但又都表现得不是那么典型，呈现出一种中间状态，这很有可能是导致诊断差异的根本原因。是否合并 dysplasia 暂且不论，从分子生物学分析的结果来看，基本上是与 SSA/P 相符合的，这个病例可以说很好地展示了客观诊断标准的作用。

[**病例15**] 出题者诊断：SSA/P+CD

出题者诊断	分子生物学分析	诊断结果统计						
		HP	TSA	SSA/P	SSA/P+CD	AC+SSA/P	AC	其他
SSA/P+CD	*BRAF*，HME，MSS			1	10			4

评论：15 名受试者给出的诊断中，诊断 SSA/P 者 1 名，SSA/P+CD 10 名，诊断 SSA/P 者占了大多数，其中也有部分受试者给出了腺瘤（无法确定具体分型）诊断，诊断 SSA/P 的受试者中也有很多同时在评论中写到了其他诊断的名称。也就是说该病例并非 SSA/P 的典型表现，因此导致了诊断上的不一致。从 *BRAF* 变异这一点来看，至少可以说明病变基本上属于 SSA/P 的范畴。

（3）UC相关病变

[**病例18**] 出题者诊断：LGD；[**病例19**] 出题者诊断：HGD（笔者出题）

病例	出题者诊断	诊断结果统计				
		LGD	HGD	AC	IND/INF	其他
18	LGD	13	1			1
19	HGD		6	8		1

> 评论：从 HE 切片上看，[**病例18**] 是个低度异型的肿瘤，需要将散发腺瘤与 UC 相关 LGD 进行鉴别，[**病例19**] 是个高度异型的肿瘤，需要将散发 HGD/ 高分化型腺癌与 UC 相关 HGD/ 高分化型腺癌进行鉴别。
>
> 关于 UC 背景下发生的肿瘤的诊断，最重要的一点就是鉴别肿瘤是散发性的还是 UC 相关性的，现阶段并没有绝对客观的鉴别方法，因此需要参考其他信息来综合判断。这两个病例仅凭 HE 切片是很难鉴别上述两类病变的，Ki-67 免疫组化呈散在阳性，对于散发腺瘤来说并不是典型的表现，以此为依据将该病变诊断为 UC 相关病变。详细内容请参考座谈会部分。

[**病例26，病例27**] 出题者诊断：IND

病例	出题者诊断	诊断结果统计				
		LGD	HGD	AC	IND/INF	其他
26	IND	3			7	5
27	IND	7			3	5

> 评论：受试者给出的诊断中既有 LGD、IND 也有其他诊断（非肿瘤黏膜），像这样诊断困难的病例会经常遇到，因此有必要制定一种客观的、能将肿瘤性与非肿瘤性病变鉴别的手段。

结语

对于诊断不一致的病例，根据组织学所见结合分子生物学分析或免疫组化染色结果从而达成最终诊断的情况并不罕见，这也显示出了确立并引入客观、统一诊断标准的作用。

对于常规腺瘤来说，今后需要解决的议题是细胞异型的判定（低度 / 高度异型腺瘤，癌）以及制定结构异型的判断标准。

尽管几种锯齿状病变的诊断标准大体上是比较类似的，但是由于这类病变的组织学所见较为多样，从而会导致诊断上经常产生不一致。通过分子生物学、免疫组化染色分析结果与组织学所见详细对比来制定更为精确的诊断标准是今后需要解决的一大问题。

关于 UC 相关病变，今后还有诸多的问题等待着去解决，包括肿瘤性与非肿瘤性病变的鉴别，LGD 与 HGD 的诊断标准，以及 UC 相关病变与散发病变的鉴别等。

参考文献

[1]渡辺英伸、味岡洋一、風間伸介. 早期大腸癌の組織診断基準—諸問題は解決されたか: 特集のまとめ. 胃と腸 33: 1477–1488, 1998.

[2]Koga Y, Yao T, Hirahashi M, et al. Flat adenoma–carcinoma sequence with high–malignancy potential as demonstrated by CD10 and beta–catenin expression: a different pathway from the polypoid adenoma–carcinoma sequence. Histopathology 52: 569–577, 2008.

[3]Iwase T, Kushima R, Mukaisho K, et al. Overexpression of CD10 and reduced MUC2 expression correlate with the development and progression of colorectal neoplasms. Pathol Res Pract 201: 83–91, 2005.

[4]Hashimoto T, Tanaka Y, Ogawa R, et al. Superficially serrated adenoma: a proposal for a novel subtype of colorectal serrated lesion. Mod Pathol 31: 1588–1598, 2018.

座谈会

建立大肠肿瘤的病理诊断标准

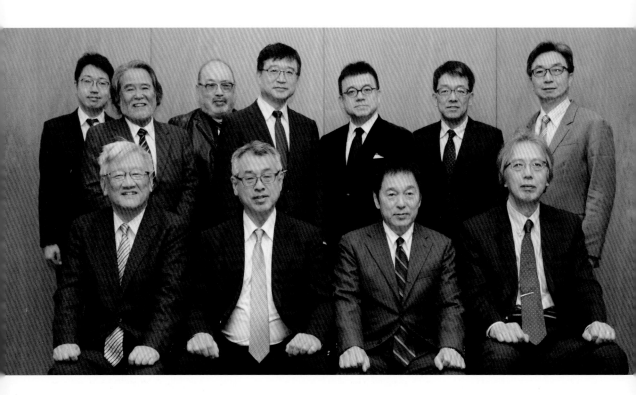

出席者

〔主持〕鹤田 修　　久留米大学医院消化病中心，久留米大学医学部内科学教研室消化内科部门
〔主持〕山野 泰穗　　札幌医科大学医学部消化内科学教研室
〔主持〕菅井 有　　　岩手医科大学医学部病理诊断学教研室
〔主持〕八尾 隆史　　顺天堂大学医学研究科人体病理病态学
　　　　味冈 洋一　　新潟大学医齿学综合研究科分子・诊断病理学部门
　　　　新井 冨生　　东京都健康长寿医疗中心病理诊断科
　　　　江头 由太郎　大阪医科大学病理学教研室
　　　　海崎 泰治　　福井县立医院病理诊断科
　　　　九嶋 亮治　　滋贺医科大学临床检查医学教研室（附属医院病理诊断科）
　　　　二村 聪　　　福冈大学医学部病理学教研室
　　　　永塚 真　　　岩手医科大学医学部病理诊断学教研室

引言

菅井　今日召开题为"建立大肠肿瘤的病理诊断标准"的座谈会，请允许由我和八尾教授作为病理专家，鹤田教授和山野教授作为临床专家来担任会议的主持人。我们邀请了日本专攻消化道病理领域的各位专家来给组织标本做出病理诊断，基于这部分诊断结果来查找问题点并探讨诊断标准相关的话题。我们教研室的永塚医生帮忙制作了会议的幻灯片，请允许由他来担任观察员（observer）出席今天的座谈会。

山野　请允许我们临床医生也来做一个开场的发言。

　　在临床工作中将病变切除、向患者说明诊断时，如今的临床医生会首先通过放大内镜观察，另有一部分临床医生会通过超放大内镜（endocyto）观察来判断病变是癌或者是腺瘤，随后再将病变切除、标本送检病理。

　　然而在病理诊断报告当中，有时在组织标本里的一小部分组织异型程度与其他大部分组织的异型程度不同，但是最终的报告里却只能给出一个诊断。还有时候会出现这种情况，临床医生认为病变是癌，随后将其切除送检病理，然而病理报告却并没有报这个病变是癌，把标本送到另一位病理医生那里却被诊断为癌。这对于我们临床医生来说是非常重要的问题。希望今天我们能够就这种临床与病理之间印象的不一致来做一个讨论。

分子生物学解析（岩手医科大学）

菅井　在开始讨论之前，首先给大家展示一部分分子生物学的数据。关于这些诊断标准的讨论在过去就一直存在，如今这个时代给我们装备了分子生物学这样的新式武器。下边有请永

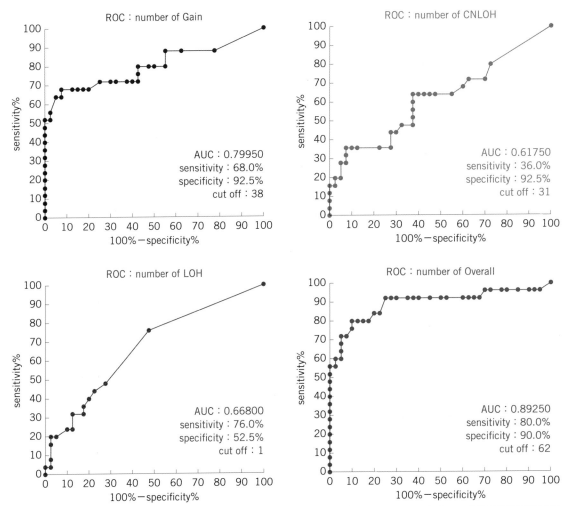

图1 基于SCNA数的鉴别低级别腺瘤/高级别腺瘤（low grade adenoma / high grade adenoma）的ROC曲线分析以及敏感性和特异性

塚医生。

永塚 我是岩手医大的永塚，请多关照。

我们科室正在进行一项使用HumanCytoSNP-12 v2.1 BeadChip（illumina公司制作），基于体细胞染色体拷贝数的变化（somatic copy-number alteration，SCNA）来鉴别低度异型腺瘤（低级别腺瘤）、高度异型腺瘤（高级别腺瘤）以及黏膜内癌的相关研究。体细胞染色体拷贝数增加被称为Gain，拷贝数减少被称为LOH（loss of heterozygosity），两个等位基因中的一个缺失或部分缺失，为了修补缺失的那一部分的单个alle复制则被称为

CNLOH（copy-neutral LOH），根据三者拷贝数的综合Overall在低级别腺瘤与高级别腺瘤之间以及高级别腺瘤与黏膜内癌之间鉴别并绘制ROC（receiver operatorating characteristic curve）曲线。

以前两者的区分为例，Gain的AUC（area under curve）值约为0.8，cut off值设定为38，这些数据意味着Gain的数值为38以上时病变为高级别腺瘤的可能性就比较大，而Gain的数值低于38则提示病变为低级别腺瘤的可能性较大（**图1**）。

以后两者的区分为例，Gain的cut off值设定

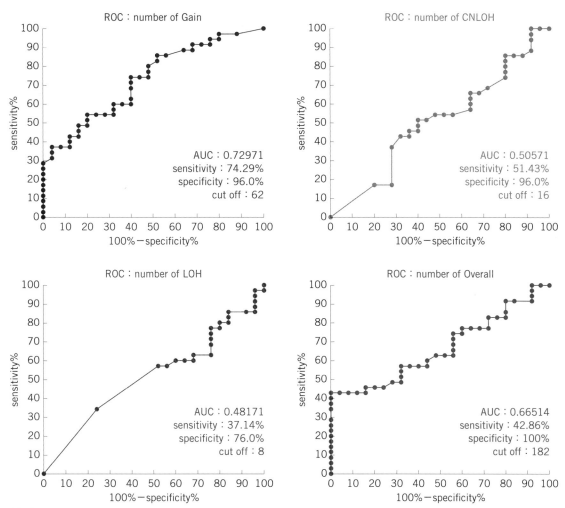

图2 基于SCNA数的鉴别高级别腺瘤／黏膜内癌的ROC曲线分析以及敏感性和特异性

为62，也就是说Gain的检测值大于62时，AUC值约为0.73，即这个病变有大约73%的可能是癌。Overall的cut off值设定为182时，AUC值约为0.66（**图2**）。

菅井 感谢永塚医生的讲解。如此一来，即可基于SCNA制定cut off值，以此为标准来辅助鉴别不同级别的腺瘤与癌。

八尾 这个标准最初是使用低级别腺瘤、高级别腺瘤以及癌的病例制作出来的吗？

菅井 是这样的。最初我们几个病理医生一起确定了部分低级别腺瘤、高级别腺瘤以及癌病例的诊断。随后再让几个对病理诊断结果不知情的人来进行SCNA分析，绘制ROC曲线。基本

就是这样一个流程。

味冈 反过来说，也就是目前还没有研究过测定各种各样不同病例的SCNA值，对照这一cut off值来进行判断与病理医生诊断这二者之间的一致性。

菅井 确实还没有做过这样的研究。

八尾 我认为不同的医院之间会存在诊断差异，请问贵院采用的是何种诊断标准呢？

菅井 我们基本上是依照大肠癌处理原则的标准来做出的诊断，但在其基础上又做了些细微的调整。再说得更具体一些，首先细胞极性尚完整，腺管结构规则的病变被诊断为低级别腺瘤，细胞重叠在一起的可见细胞核肿大，但是

细胞极性还基本上完整的病变被诊断为高级别腺瘤，而细胞极性完全紊乱并且伴有明显异型结构的病变被诊断为黏膜内癌。

九嵨 岩手医大病理科各位医生所采用的大概就是这样的诊断标准吗？

菅井 是的。这项研究是在我们科室内部进行的，病理诊断结果仅供参考。

味冈 这部分病例当中会不会忽略掉低级别腺瘤与高级别腺瘤鉴别困难的病例而去刻意选择那些易于诊断的病例呢？

菅井 不会的，我们没有那样做，这项研究中包含了部分鉴别困难的病例。这部分病例的最终诊断是通过几位病理医生讨论、达成一致后做出的。

八尾 好的，我明白了。

关于大肠肿瘤的病理诊断标准的一些问题

菅井 接下来我们开始进入讨论环节。本次座谈会共包含腺瘤/癌、锯齿状病变以及溃疡性结肠炎（ulcerative colitis，UC）这三大类27个事前已做出诊断的病例，首先从占比最多的常规型腺瘤开始讨论。《胃与肠》编辑部大约在20年前也曾计划过举办类似的座谈会，当时的讨论仅限于常规型腺瘤，那时的病理诊断上的分歧现如今是否依然存在也是本次座谈会中的一大主题。

八尾 不同医院的诊断标准存在差异的主要问题是，关于腺瘤和癌的确切定义在最初就没有被制定出来。很久以前，现如今的"高级别腺瘤"病变是被诊断为黏膜内癌的，而现在则是把被判定为癌以外的病变再进一步划分为低级别腺瘤和高级别腺瘤。

菅井 非常感谢。那么下边请各位病理科的医生来简单讲讲自己的诊断标准。首先有请海崎医生。

海崎 我个人倾向于认为结构异型比细胞异型更为重要。所谓结构异型并不是由单一闭合曲线形成的腺管构造，而是相互融合、具有呈筛状结构（cribriform pattern）或是一些正常情况下不可能见到的结构，即便是在细胞异型程度不高的情况下也可做出癌的诊断。当然，我们在诊断时也会顾及细胞的异型性，结构未见明显紊乱但是细胞异型性很明显的病例我们也会将其诊断为癌。

菅井 也就是说在细胞异型与结构异型之间，首选结构异型。江头医生的意见呢？

江头 我的诊断思路与海崎医生基本相同，异型度肯定是要仔细分析的，首先将病变的组织图像与我自己印象中的浸润癌图像进行对照，将其诊断为癌或者是腺瘤。再来说说我对于高级别腺瘤的诊断思路。我个人把交界型病变划归为高级别腺瘤。并且我认为高级别腺瘤与低异型度的黏膜内癌之间的界线是很难划定的。

菅井 海崎医生刚才说到细胞异型较低，但结构异型程度很高的病变应该被诊断为癌，就此您怎样认为呢？

江头 对此我持相同意见。

菅井 也就是说与细胞异型性相比，结构异型性对于癌的诊断来说更为重要，在这一点上您二位的意见是一致的。

江头 倒不如说从结构异型性上诊断癌要更为容易一些。

菅井 但是，如果您通过观看浸润癌的组织学图像并把其特征应用到黏膜内癌的诊断上，那是否意味着当您在黏膜内癌中观察到异型程度很高的结构时，会把这个病变诊断为浸润癌？您二位的诊断思路似乎还是略有不同。

江头 但确实会有一部分低度异型的病变是具有浸润性的。

味冈 把各种各样的形态变化都考虑到的话势必会造成诊断上的不一致。可是呢，各位，我认为无论是结构异型还是细胞异型，当其各自的异型性达到一定程度时就基本上可以单独通过结构异型或细胞异型来诊断癌。例如，当发现sig（印戒细胞）时，即便是细胞异型程度很低也可以做出癌的诊断。但是大部分情况下还是要综合考虑结构异型和细胞异型来下诊断的。对于腺瘤和癌，以我自己的诊断思路为例来讲，当细胞异型被判定为low grade而结构异型被判定为high grade时，诊断以异型程度更高的为准，当细胞异型、结构异型均被判定为high grade时即可做出癌的诊断。

菅井 那么也就是说，结合细胞异型、结构异型来判断病变是腺瘤或癌，腺瘤再进一步诊断为low grade和high grade。可是细胞异型、结构异型评分方法的微妙区别会导致最终诊断上的差异。这一问题得到解决了吗？

味冈 虽然可以说是接近得到解决，但是达到完全评分一致是很困难的。特别是结构异型的量化上非常困难，这取决于我们是要力求达到社会学上的一致（social consensus），还是通过检测基因水平而达到科学上的一致（scientific consensus）呢？

八尾 结构异型的量化确实困难，可是细胞异型在一定程度上是可以客观判断的，我认为对细胞异型评分进行量化要相对容易些。

菅井 非常感谢。今后等我们再见到一些特别的病例时再讨论这个问题，我认为首先能达成科学上的一致就已经可以了。

味冈 难得今天专攻消化道病理的各位专家都齐聚一堂，我有几个问题想向各位请教。刚才山野医生也曾提到，异型程度呈连续性递增变化还没有最终定型时应当如何做出诊断呢？

九嶋 我的诊断标准是结合细胞异型和结构异型来进行判断，以二者当中异型程度更高的为准。当异型程度最高与最低的部分之间没有明确界线时，诊断报告中会写到"病变中的一部分为癌，一部分为腺瘤，二者之间并没有明确的界线"。而诊断结果则会写为"腺瘤内局灶癌变"，或者反之亦然"~ with adenoma（癌当中伴有腺瘤）"。

味冈 大肠病变就是这样的诊断思路，以异型程度最高的印象为准。胃的诊断还是与此有些差别的。

九嶋 是这样的！

菅井 我也同意这一说法，八尾教授的意见呢？

八尾 癌变还都有一个大致的边界，然而腺瘤有时却难以明确区分low grade与high grade，这种情况下在报告中就被写作"低 ~ 高度异型（low to high grade）"。

菅井 二村医生的意见呢？

二村 我有时也会对癌的诊断举棋不定，这种情况下我会在病理诊断报告中写到"病变中含有high grade的成分"。

临床医生想了解的组织病理学所见
——内镜下诊断与病理诊断不一致的那些病例

菅井 接下来我们开始讨论具体的病例，首先是以"临床医生想了解的组织病理学所见"为题，讨论几个之前提到的27个病例以外的、内镜下诊断与病理诊断不一致的病例。我们从久留米大学的病例开始进行讨论。

1）久留米大学：常规型（图3）

鹤田 盲肠的侧向发育肿瘤（laterally spreading tumor，LST），颗粒型（granular type，LST-G）病例。实际上**图3d**的绿色圆圈部分是癌，这一部分对应着内镜图像上**图3a～c**的红色圆圈的正下方部分，但是在内镜图像上这部分组织与周围的非癌部分并没有感到有明显的区别。看过切除标本（**图3e**）后发现，刚才标记的隆起即是红色圆圈部分，而癌则位于绿色圆圈的边缘。

菅井 图像中包含了癌的部分吗？

鹤田 是的。**图3f**为病变的整体图像。周围（**图3g**，绿色箭头）的异型增生相当于腺瘤，病变界线难以分辨，**图3g**的红色箭头部分是癌，再往右侧一些的部分是腺瘤。这部分癌在内镜图像上并没有被检出。

菅井 好的，具体问题劳烦由各位医生来进行解答。首先从二村医生开始，有请。

二村 我把**图3g**中的红色箭头指向部分诊断为高异型度的管状腺瘤。诊断的依据是这部分病变与一部分异型程度较低的、相当于轻～中度异型的腺瘤之间没有明确的分界线（abrupt transition）。另外一点是，尽管细胞核有重叠（**图3h**，绿色圆圈部分），但是基底部的腺管排列还是规则、整齐的。与**图3h**的红色圆圈部分相对比，这一部分细胞质内的黏液细胞量变少，但从整体上看我还是诊断为腺瘤。

菅井 细胞异型、结构异型程度各自分为3个等级的话，您分别给判定为几级呢？

二村 细胞异型的话，可以定为3级。而在构造异型的判断上，由于组织图像呈单一管状腺瘤的隐窝形态，在一定程度上讲形态还是完整的，因此判定为2级。

菅井 好的。那么我也问一下其他诸位的意见。请问有哪位的意见与二村医生不同？

味冈 我的诊断是癌。

菅井、九嶋 我也认为这是癌。

味冈 二村医生是基于过去的mild、moderate、severe的分级方法进行诊断的，我认为区别就在于此。尽管细胞核呈一般的细纺锤形，但是假复层结构已经完全接近于表层，按照过去的标准来讲就是severe atypia adenoma，按照日本的标准来讲就是癌。

菅井 我也这样认为。

九嶋 是这样的。恐怕欧美人看到这个病变也会诊断为high grade dysplasia，我自己的诊断则是癌。

八尾 要说最有力的诊断依据还应该是**图3h**中的蓝色圆圈部分，细长形的细胞核整齐地排列，可认为是非浸润性的病变。但是，假复层结构很明显，诊断为高级别腺瘤。本是腺瘤的病变已经在向癌靠近，但是细胞核的极性尚保存完整。

味冈 细胞异型的判定是应该看重假复层机构与细胞核的极性，还是看重每一个细胞核的大小与形态？二者之间是存在差异的。

八尾 我认为首先细胞核为细长的纺锤形这点是最重要的。如果这个病变的N/C比更低、细胞核更圆的话，我就会诊断为癌。

味冈 二村医生可能正是因为这个病变的细胞核是与符合腺瘤相关改变的，因此就在这个范畴中将其判断为高异型度的腺瘤。如此一来，如果说细胞核符合腺瘤相关改变，不论细胞的极性多么紊乱，都诊断为腺瘤，也就是说诊断

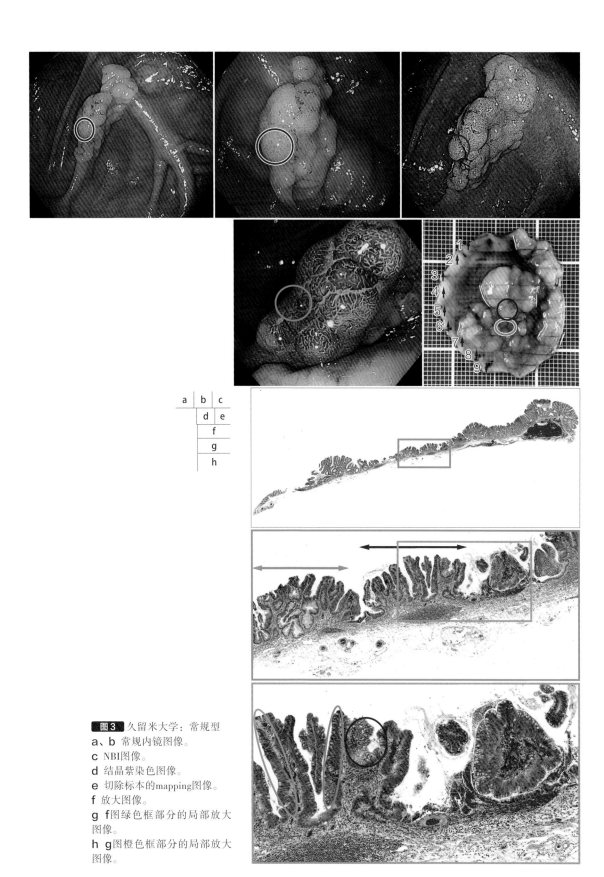

图3 久留米大学：常规型
a、b 常规内镜图像。
c NBI图像。
d 结晶紫染色图像。
e 切除标本的mapping图像。
f 放大图像。
g f图绿色框部分的局部放大图像。
h g图橙色框部分的局部放大图像。

结果应该主要由细胞异型程度来决定。

二村 肿瘤的细胞核朝向各个方向，如同垂直于肿瘤细胞长轴那样横卧，或者在最表层也可以观察到排列紊乱的细胞核的话，就应该进一步诊断为癌。

海崎 这个病变的结构还算不上很紊乱，我认为仅凭细胞重叠较为明显这一点来讲是不足以判定为3级细胞异型的。

新井 我一直铭记在心的教导是要用4倍和10倍的物镜来判断病变的良恶性，我认为这个病变在10倍镜头下也无法识别出细胞异型。细胞核细长，呈圆形且排列紧密，我认为从细胞核的排列来看还达不到细胞异型的标准。

菅井 请您给细胞异型、结构异型的程度各自评级。

新井 我认为最多也就是把二者都定为2级。

二村 咱们的关注点有些许的一致，但是我认为咱们的最终判断还是存在着少许差异。尽管这样讲并不是很科学，但是我认为把这个病变诊断为高分化管状腺癌的话，那么病变的整体不就都变成是癌了吗？因此我还是倾向于把病变解读为高级别腺瘤。

味冈 确实是这样的。举例来说，即便是把这个病变诊断为癌的医生也会认为即便是病变表层仅有一小部分的假复层化很明显，只要其下方的组织分化良好的话便无法诊断为癌。因此诊断癌的首要前提是，遍布病变的全长都可观察到明显的假复层化结构。

二村 刚才所说的"低度异型高分化管状腺癌"算是您的正式诊断报告吗？

味冈 遍布腺管的全长均可见到直至最表层的细胞核假复层样改变，这部分可以诊断为癌，但是其他部分的细胞异型程度相对较低，诊断最终定为低度异型的癌。

菅井 即便是细胞异型、组织异型的评级相同也会出现最终诊断不一致的情况，因此可以说不同的人的评级标准还是存在差异的。

九嶋 咱们也请教一下临床医生的意见吧。

鹤田 我认为从内镜图像上看，**图3d**的绿色圆

圈部分与周围的结节在大小、形态上并没有明显差异，pit的密度也没有看出明显的变化，无法断定为癌。有必要做进一步的放大观察来获取更详细的信息。

菅井 病变的表层变化较少，可能不太容易确定是否为癌。

八尾 癌肯定还是要考虑的，但是做出癌的诊断可就是另外一回事了。

山野 方才二村医生把病变周围的组织作为低异型度腺瘤的诊断标准进行了解读，我现在在做放大内镜诊断时所考虑的并不仅仅是单纯的与某种病理图像所匹配的pit pattern，也同样会将病变与周围组织进行比较。这样看的话，病变周围的白色沟的部分呈等间距排列，与**图3d**中的绿色圆圈部分有差别。因此，我认为还是在某种程度上提示这个病变有异型性。

八尾 如同内镜下所见，组织病理学所见与其是一致的。是否应该诊断为癌呢？

味冈 根据Vienna分类，大家是会把这个病变诊断为4类，非侵袭性高级别瘤变（Category 4.non-invasive high grade neoplasia）吗？

八尾 如果对这个病变的活检、病理结果根据Group分类判定的话，您的诊断是什么？

味冈 Group5。

菅井 我也认为是Group5。

八尾 我认为是Group4。

味冈 无论Group4还是Group5，根据Vienna分类都会被判定为4类、非侵袭性高级别瘤变，结果是一样的。

2）广岛大学：常规型（图4）

菅井 接下来是广岛大学的病例。这次先从临床医生开始讨论，如何？

鹤田 我的诊断是腺瘤。

山野 我的诊断也是腺瘤，但这个病变的结构多少有些紊乱。病变内部为何有明显的间隙？尤其是腺管的密度很低（**图4d**，绿色圆圈）。单看每个pit的话，确实可以认为是腺瘤。此外，病变与正常黏膜的边界像是逐渐移行的，

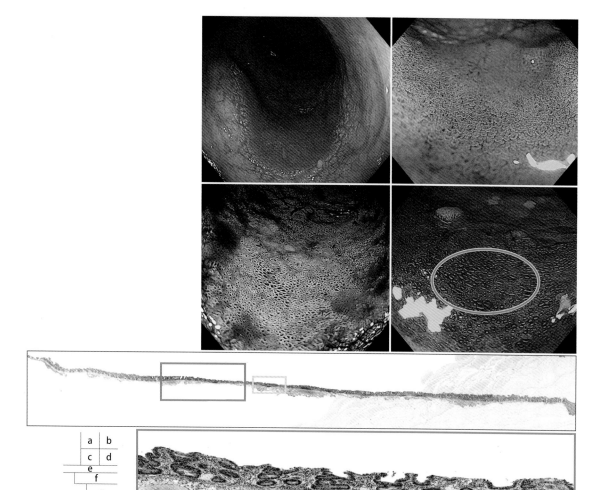

图4 广岛大学：常规型

a 常规内镜图像。

b NBI图像。

c 靛胭脂染色图像。

d 结晶紫染色图像。

e 放大图像。

f e图绿色框部分的局部放大图像。

g e图黄色框部分的局部放大图像。

看上去有点像是直肠黏膜脱垂综合征（mucosal prolapse syndrome，MPS）的病例。因此，与MPS的鉴别还是要考虑到的。

菅井 是的。这个病变并不是那么容易判定到底是良性还是恶性。来看一下组织病理学图像吧（**图4e~g**）。基本上每张切片上的组织学图像都是近乎相同的，请大家做出自己的诊断。认为这是腺瘤的有哪位……只有我自己

吗？（笑）认为这是癌的有哪位？（八尾、味冈、九嶋、江头、海崎、新井，举手）

菅井 二村医生的意见呢？

二村 我认为这个病变有点像是癌，诊断考虑为良恶性交界性病变（borderline lesion）。到底应该倾向于哪一边呢？还是诊断为高分化管状腺癌吧。

菅井 看来只有我的诊断是高级别腺瘤。那么我就来简单叙述一下我的诊断依据。进一步放大观察可以见到一些恶性病变的征象，比如**图4f**的放大图像当中就可以见到一定程度的结构异型，然而细胞的极性却还是保留良好的，因此我认为这个病变还不足以被诊断为癌。结构异型是肯定存在的，因此我认为最多将其诊断为high grade。

味冈 结构异型确实是有，但我认为细胞异型也是存在的。比如说细胞质、高尔基体、核染色体增量（hyperchromatism）等。

九嶋 细胞核虽然很小，但却呈浓染（**图4g**）。

味冈 另外，核的外形呈圆形。

二村 之前的那个病例可以见到很明显的假复层结构，但是这个病例中却几乎观察不到假复层结构。我倾向于诊断癌，重点是从腺管的表层到深部，细胞核呈同样、均质的排列。

味冈 如果单看细胞异型就认为这是癌的话，是否有假复层结构也就关系不大了。

八尾 病变中也有部分组织的N/C比较高，但细胞核由于富含染色质呈圆形，而并非纺锤形。另外，细胞质中完全不含黏液，这样的病例大多为CD10染色阳性。这类平坦型肿瘤与隆起型腺瘤的细胞形态有些许差异，我在诊断时很强调这一点，也因此将这个病变诊断为癌。

九嶋 这个病变是CD10型吗？

八尾 是的。

九嶋 不像是胃型吗？

味冈 胃的诊断也是这样的。我最近专注于观察细胞质。

菅井 近期经分子生物学证实细胞核内是可以窥见癌的相关改变的，因此我更注重观察细胞核。这个病变的N/C比并不高，没有很明显的细胞异型，应该说目前还没有跨过癌的界限吧。

八尾 我认为这样的病例最好还是不要和隆起型的病例放在一起来考虑。细胞分化则是另外一回事。

菅井 但是，基因却只能在细胞核中观察。

江头 我觉得细胞核还是挺宽的。几乎是淋巴细胞的2倍……

海崎 已经近乎于圆形了。

江头 尽管腺管的密度很稀疏，有很多的腺管都是朝着不同的方向排列。

菅井 怎么感觉好像是我也被说服了同意这是个癌（笑）。

鹤田 纵向来看腺管呈现各种各样不同的形态，然而内镜下从上方观察却感觉pit的大体形态还都是相同的。因此，内镜图像上是无法诊断癌的，只有通过组织病理学图像才能明确。

二村 腺管的密度既有稀疏的部分，也有紧密的部分。

八尾 这是个平坦/凹陷型的病变，pit呈管状，以我的经验来看，只有癌才会有这种改变。尽管从大小上来看倒像是个腺瘤。

鹤田 这个病变可真不小。

八尾 但是从腺管的层面来看，这也就是个一般的腺瘤。

九嶋 N/C比又很低。

八尾 确实很低。

江头 通过活检标本是很难做出判断的。

事先已做出诊断的病例的讨论
——病理医生已经明确了诊断的病例

菅井 接下来请大家开始讨论事先已经明确诊断了的27个病例。其中包括常规型的［病例2，病例4，病例7］，锯齿状病变［病例8，病例14，病例15］，UC相关肿瘤的［病例18，病例19，病例26，病例27］，一共10个病例。

1.常规型

1）［病例2］岩手医科大学（图5）

菅井 首先是常规型的［病例2］。

味冈 非典型增生是肯定有的，但是也应该明确是tubular还是tubulovillous。

八尾 确实比较难。

菅井 有几位认为是tubular，其他的各位都认为是tubulobillous。

八尾 我倾向于诊断tubular，但也不能完全除外tubulovillous。

菅井 二村医生的意见呢？

二村 我觉得这个病变基本可以说是tubulovillous。

味冈 我的思路有点不太一样，类似的病例我一直都诊断为tubular。

菅井 咱们先把这个问题放一放吧，我认为这个问题早晚还是一定要讨论的。大家都认为这是adenoma吗？low grade还是high grade这一点也是已经明确了的。首先来请教一下认为这是low grade的医生的高见。味冈医生，有请。

味冈 病变中也混杂有一部分的high grade成分，如果说非要问我到底是low grade还是high grade的话，我认为是low grade。这个病变全部都是high grade呢，还是应该诊断为high grade与low grade混杂呢？我想问一下大家的意见。

菅井 那么，有哪几位认为这个病变是low grade与high grade相混杂呢？

（全体一同举手）

菅井 从图5c上来看，哪部分该诊断为low grade？哪部分该诊断为high grade呢？

全体一同 上边是low grade，下边是high grade。

菅井 我也这样认为。

八尾 大家判断low grade与high grade界定标准是N/C比是否高于或低于50%吗？把镜下看到的组织累计到一起计算的话，我通常把N/C比界定在50%。

味冈 我也基本上是这样判断的。但是根据部位不同也会存在一些差异。

八尾 是这样的。

菅井 九嶋医生也认为这是low grade吗？

九嶋 至于low还是high，我认为还是low grade。

味冈 杯状细胞（goblet cell）较为丰富的部位基本上都是low grade，然而即便是没有杯状细胞，假复层结构占比达到50%时也可以被认作是low grade，根据面积比来判断的话，结果可能有细微的差异。

九嶋 我曾听说过混杂"villous"成分的话，诊断就应该倾向于high grade这样的说法，大家都听说过吗？

全体一同 没有。

新井 没有这样的说法吧？

菅井 如果全都是villous成分的话，可以这样考虑。

味冈 如果有异常黏液成分的话或许可以这样考虑。

菅井 诊断不能仅依据是否为villous，最终还是要依据细胞异型、结构异型来进行判断。

八尾 villous组织内含有黏液成分的话，N/C比会显得比较低，仔细观看会发现细胞核呈圆形，这一点也是需要引起注意的。目前尚无相关数据，这一点还没法肯定，从经验上讲N/C比偏低，细胞核呈圆形的话，还是要考虑癌的可能性。

菅井 是的。永塚医生，从SCNA上看结果是怎样的呢？

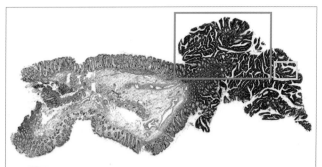

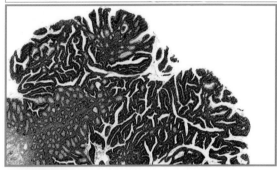

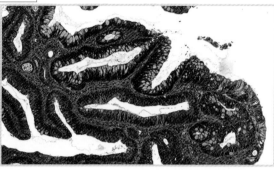

CNA

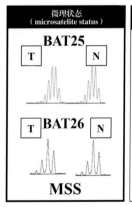

■ : Gain
■ : LOH
■ : CNLOH

Number of CNA	
Gain : 40	
LOH : 1	
CNLOH : 29	
Overall : 70	

微卫星状态
（microsatelite status）

BAT25 T N

BAT26 T N

MSS

变异
（Mutations）

BRAF (-)
A：99%
T： 1%

KRAS (+)
A：1% G：80%
C：2% T：17%

TP53 (-)

DNA甲基化
（DNA methylation）

1%   36%   3%

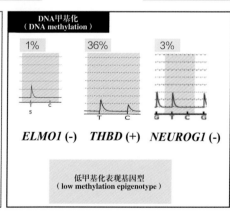

ELMO1 (-)   **THBD (+)**   **NEUROG1 (-)**

低甲基化表观基因型
（low methylation epigenotype）

a		
b	c	
d		

图5 ［病例2］岩手医科大学：常规型
a 放大图像。
b a图绿色框部分的局部放大图像。
c a图黄色框部分的局部放大图像。
d 分子生物学分析。

永塚 结果是这样的，Gain的数目为40个，Overall的数目为70个，参照开头时所展示的界定低级别腺瘤与高级别腺瘤的cut off值（Gain 38个，Overall 62个），无论从哪个结果来看诊断都倾向于high grade（**图5d**）。

菅井 我明白了。

2）[病例4]岩手医科大学（图6）

菅井 接下来是[**病例4**]，这个病例的诊断上有明显的两极分化趋势，一半受试者诊断为高级别腺瘤，另一半受试者诊断为adenocarinoma。

江头 病变中还有低异型度的部位。

八尾 **图6b**红色圆圈部位的细胞核并不是纺锤形而是一种非常接近于椭圆形的形状，实际上最初我认为这有可能是癌，但还是给出了high grade adenoma的诊断。因此，如果说这个病变可被归类为adenocarcinoma范畴的话，我的意见是同意。

二村 我的意见也是同意。

菅井 这个病例应该更注重细胞异型，还是结构异型呢？

海崎 有部分区域结构比较紊乱。

味冈 我认为细胞异型和结构异型程度都是high grade，综合起来诊断为癌。这个病例仅凭借细胞异型是无法当即诊断为癌的。

九嶋 从细胞病理上讲，没有见到可以认为是癌的征象。

江头 细胞染色质明显增量，核仁也很明显。

味冈 但是，染色质在不同固定条件下会表现为不同的形态……

九嶋 确实，活检与切除标本在这一点上是完全不一样的。

江头 但是细胞核的宽度很大。

味冈 这种结构也可能会有人将其称为fusion或gland in gland并因此诊断为癌。

九嶋 也有人看到后会认为这是cribriform pattern（筛状结构）。

菅井 从整体上看可以诊断为癌，其中包含腺瘤成分，这样讲如何？

八尾 其中还有一部分可见浸润，可以这样讲吗？

海崎 特别是**图6c**的那部分。

新井 从局部上看，我认为有一部分组织似乎并没有跨越出腺瘤的边界。

味冈 特别是**图6d**，怎么看都是腺瘤。

菅井 但是图中的右下部分看上去全都像是癌。

味冈 异型构造是很难观察到front（上皮内腺癌组织中，新形成的腺癌上皮部分与正常颈腺管的交界）形成的。异型构造当中，即便是观察到癌变的细胞核相同的细胞所构成的清晰管状腺管结构也是很难确定这部分是否为癌变。我不知道看到这样的组织形态是否应该将其诊断为癌。

菅井 这一点我也不是很清楚。

八尾 结构确实是有变化，但是内腔密集排列的小型腺管这样的结构异型是不足以被判定为癌的。向外侧突出的分支结构就另当别论了。哪些不规则形态可被认作是癌，这一点是很重要的。

山野 尽管如今已经出了endocyto这样最新式的放大内镜，我们临床医生也只能从病变表层进行观察，这个病变是无法判断为癌的。

菅井 我认为**图6f**那部分是癌。其下方的部分是腺瘤。

海崎 表层的异型程度很高啊。

山野 也有可能有一部分可以通过内镜观察识别。

鹤田 endocyto可以很清晰地观察细胞核，但是对于细胞质的观察是远不及组织病理学图像清晰的。

味冈 endocyto判定的相关问题应该也还没有得到解决，将来有机会再就此讨论吧。

菅井 是的。永塚医生，这个病例的SCNA结果是什么样的呢？

永塚 Gain数目为164个，Overall数目为177个，对照先前所示的界定高级别腺瘤与黏膜内癌的cut off值（Gain 62个，Overall 182个），这个病例符合癌。

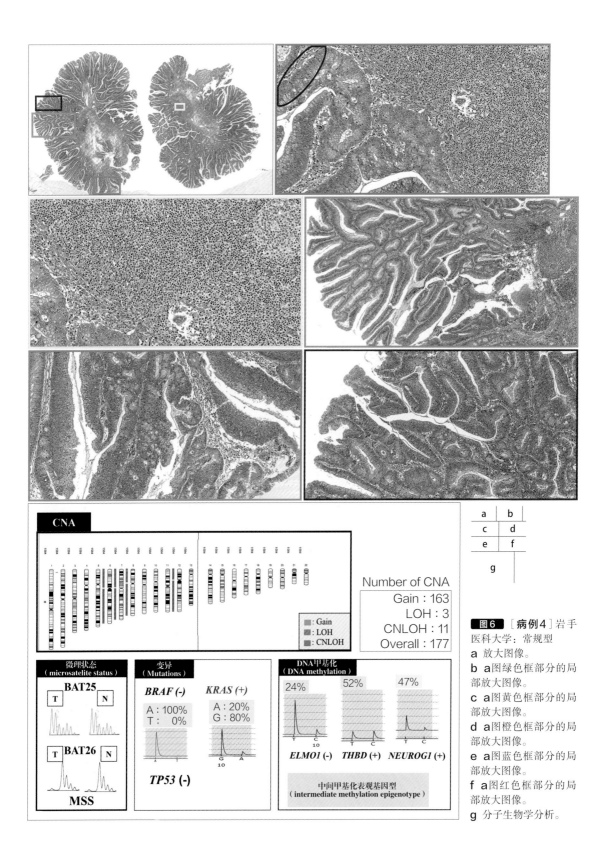

3）[病例7]顺天堂大学（图7）

菅井　下一个是[病例7]，来自顺天堂大学的病例。图7c看起来诊断有些难度啊。

八尾　图7c的橙色圆圈部分并不是黏液，而像是染色质增量。

海崎　细胞核也呈圆形。

八尾　我认为在这种情况下，有必要换一个角度来看问题。

菅井　图7c的黄色圆圈部分还是可以看到边界的。

八尾　有些部分可以看到边界，也有一部分看不到边界。我认为这个病变是癌，仅凭借图7c橙色圆圈部分的图像就可以做出诊断。

菅井　图7c的蓝色圆圈部分会不会是腺瘤呢？

味冈　这就是问题的所在。怎样整合病变不同部位的诊断而做出一个最终诊断这一点上每个人的认知都会有些许的不同。每个人的关注点都是有差异的。举例来说，菅井医生在图7c中把黄色圆圈部分与其左边的部分作为两个单独的单元来进行判断，黄色圆圈部分被诊断为癌，而蓝色圆圈部分被诊断为腺瘤。然而，将病变作为一个整体来进行判断的话，不一定每个人都会诊断为癌。因此，由于整合病变不同部位的诊断而做出一个最终诊断这一点上存在差异，统一诊断标准是非常困难的。

菅井　您所指的是如何划定界限的方法吗？

味冈　是的。二村医生，你认为这个病变的生长已经定型了吗？

二村　我认为还没有定型。

味冈　既然还没有定型，那么整体上的诊断只能有一个名称，您怎么下诊断呢？

二村　我的诊断是高级别腺瘤。

味冈　还没有定型的部分也都整合在一起做出的判断吗？

二村　是的，是这样的。

味冈　八尾医生，这个病例做过免疫组化染色吗？

八尾　MUC2染色为阴性（图7e），CD10染色为阳性（图7f、g）。平坦凹陷型的CD10阳性率相当高啊。

九嶋　平坦型病变的MUC2阳性率显著偏低，而CD10阳性率则显著偏高，这一点在10多年前的论文中就已经被提到过了。

八尾　Ki-67阳性染色的细胞呈弥漫性分布（图7h），并且还可以见到p53的过表达（图7i）。

因此，对于这个病例来说，即便完全没有黏液成分，N/C比也并不高，细胞核的极性也并不紊乱，由于可观察到染色质增量，即可诊断为癌。一般来说这个病例会被当作是腺瘤，但此时需要转换一下思路。如果活检标本被诊断为腺瘤，那就会比较麻烦了。

菅井　如果只看图7d这一部分的话，有可能就是会被当作腺瘤。p53染色是只在这一部分做的吗？

八尾　基本上病变的整体都做了。

味冈　说一个可能稍微有点偏离主题的话题，HE染色所见观察到的黏液性状（大肠型、小肠型、胃型）也被包含在诊断标准里吗？

（菅井、八尾、味冈、九嶋举手。）

新井　很少有人会去做免疫组化。

味冈　这个问题确实一直在困扰着我，举例来说，如果黏液性状为小肠型的话，那么在诊断时是否要适当将异型程度上调？

九嶋　这个病变中完全找不到goblet cell。本病例的CD10染色为阳性，与大多数病例不同，诊断还是倾向于高级别的病变。

味冈　即便在细胞异型方面，大家在诊断时要考虑的也不仅仅是细胞核，从细胞质所观察到的细胞分化系列也要适当地考虑在内。

新井　这样的病变在内镜下会被诊断为腺瘤吗？如果病理申请单上写着"内镜下也可疑是癌"的话，内镜下能观察相应改变吗？

山野　pit pattern的形态在反映不同结构异型时会有较大差异，这个病例在内镜下诊断为癌是很困难的。只有腺管开口部分略显紊乱。

鹤田　这个病例确实是个LST（侧向发育型肿瘤），但是不是癌的话呢……再回到刚才那个

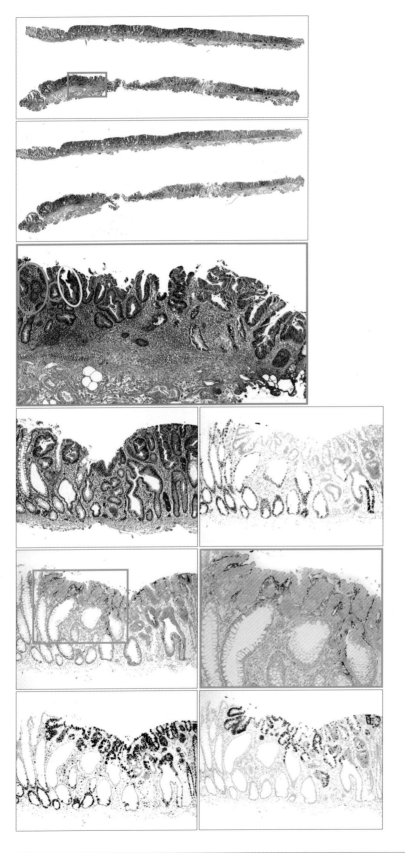

a	
b	
c	
d	e
f	g
h	i

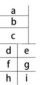

图7 ［**病例7**］顺天堂大学：常规型

a、b 放大图像。

c a图绿色框部分的局部放大图像。

d 病变一部分的局部放大图像。

e d图同部位的MUC2染色图像。

f d图同部位的CD10染色图像。

g f图蓝色框部分的局部放大图像。

h d图同部位的Ki-67染色图像。

i d图同部位的p53染色图像。

关于黏液性状的话题，有小肠型黏液性状的癌，那么是否有小肠型黏液性状的腺瘤呢？

八尾 我认为可以说有的……

鹤田 可是如此一来的话，CD10染色呈阳性就无法诊断为癌了。

八尾 这也是今后需要探讨的议题。

菅井 临床上诊断为高级别腺瘤也好还是癌也好，治疗策略都是相同的。

山野 是的，没有差别。

八尾 但是，如果活检病理回报为Group3，这个病变也还是会进一步进展以至于错过治疗时机，因此我建议还是谨慎为好。

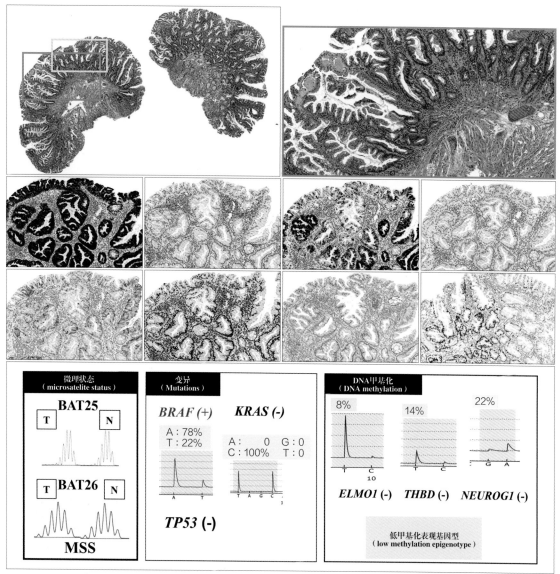

a | b
c | d | e | f
g | h | i | j
k

图8 ［病例8］岩手医科大学：锯齿状病变
a 放大图像。
b a图绿色框部分的局部放大图像。
c～j a图黄色框部分的免疫组化染色图像。c：MUC2染色；d：CD10染色；e：MUC5AC染色；f：MUC6染色；g：ANXA10染色；h：MLH1染色；i：V600E染色；j：Ki-67染色。
k 分子生物学分析。

2.锯齿状病变

4)[病例8]岩手医科大学（图8）

菅井　接下来讨论的锯齿状病变，首先是[**病例8**]。诊断TSA（traditional serrated adenoma）与诊断HP（hyperplastic polyp）的受试者人数大致相同。先来问问诊断HP的各位医生的意见吧。味冈医生，要不您先来说说？

味冈　这个病例还真是有点纠结。与通常所见的HP相比，这个病例中有很多看上去像是ectopic gland或是分支样的结构。

菅井　您说的是**图8b**吧。

味冈　腺管结构不是直线样的，从结构上讲并非典型的HP表现。可是高倍镜下观察时纺锤形的细胞核却呈假复层样排列，我认为这种表现是无法断定为肿瘤性细胞异型的。到底是TSA还是HP确实有些纠结，但是怎么想最终还是定为了HP with atypia。

菅井　确实是有难度啊。如果我被问到这个病变应该怎样诊断的话，我应该会选择TSA吧。

味冈　另外，尽管病变深部的组织学特征很少用于诊断，但表层上皮下的纤维增厚的话，我认为是符合HP的。

菅井　确实有论文提到过这点。

味冈　关键是所谓的"诊断标准"终究也只是个"最大公约数"，真正遇到诊断困难的情况时还是要结合个人经验来综合判断。

菅井　明白了。海崎医生的意见呢？

海崎　我和味冈医生的意见基本一致，看上去感觉不太像是细胞核假复层化的肿瘤性细胞异型，但是我现在重新再看一遍时却发现腺管的密度是相当高的。

菅井　那么下面请教一下诊断TSA的各位医生的意见。八尾医生，有请。

八尾　一直到最表层都是可以见到细胞异型的。

菅井　仅仅这一点就可以诊断TSA吗？

八尾　是的。

菅井　这种tumor budding样的表现在HP当中不太常见。

九嶋　欧美的论文与教科书中关于TSA的诊断标准是非常强调"ECF（ectopic crypt formation）"的。从这一点来说应该怎么诊断呢？

菅井　我认为这个病例符合这一标准。

九嶋　可是HP有时也会出现这种改变。

菅井　确实是有。可是我认为TSA的ECF要更为"明显"。

九嶋　另外，这个病例从最表层到深层几乎都可以观察到这种变化。

菅井　是的，因此我认为这个病变符合TSA。与其说"诊断"，我认为说"符合"更合适。

味冈　基底膜从整体上看都变得光滑了。ECF是向腔内侧突出的serration结构所形成的，因此我不认为这种改变是ECF。ECF与单纯的budding很难互相区分。

菅井　但是ECF与budding在欧美几乎是相同的概念。是否诊断TSA的关键点在于ECF与budding应该以什么样的标准来进行区分吗？

八尾　首先表层的变化是最重要的。

菅井　八尾医生很重视这一部分。永塚医生，免疫组化染色的结果如何呢？

永塚　MUC2、MUC5AC、BRAF染色呈阳性，low methylation（**图8c、e、k**）。Ki-67增殖带可见向下方移位（**图8j**）。

菅井　MLH1染色呈阳性（**图8h**），可因此否定MSI（microsatellite instability）。

5)[病例14]岩手医科大学（图9）

菅井　下一个是[**病例14**]。我的诊断是SSA/P（sessile serrated adenoma/polyp），其他各位的诊断分别是HP、TSA以及cytological dysplasia。按照这几种诊断的顺序，首先请二村医生来讲讲是因为什么理由把这个病例诊断为HP的。

二村　细胞核的密度稍微有一点高，但是腺管的底部是直线样的，顶端是细长的，从这点上

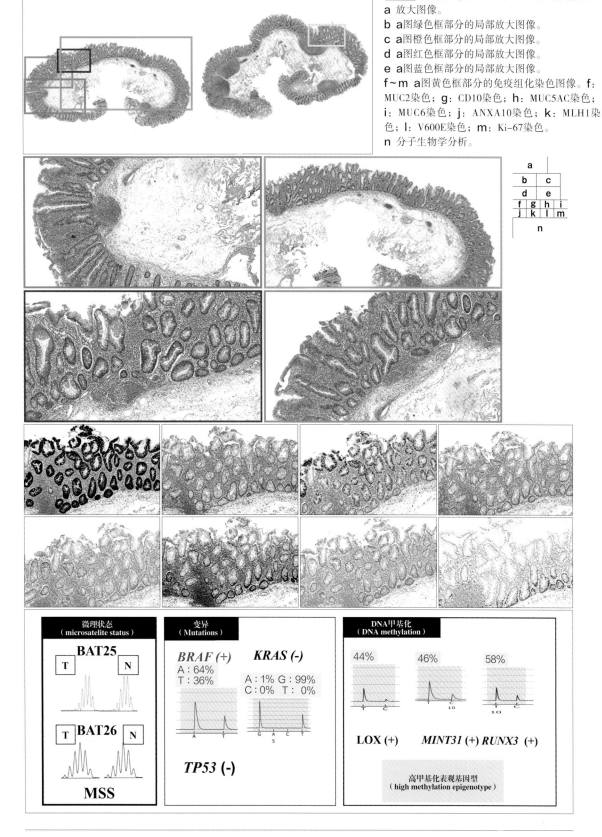

图9 [病例14] 岩手医科大学：锯齿状病变
a 放大图像。
b a图绿色框部分的局部放大图像。
c a图橙色框部分的局部放大图像。
d a图红色框部分的局部放大图像。
e a图蓝色框部分的局部放大图像。
f~m a图黄色框部分的免疫组化染色图像。f：MUC2染色；g：CD10染色；h：MUC5AC染色；i：MUC6染色；j：ANXA10染色；k：MLH1染色；l：V600E染色；m：Ki-67染色。
n 分子生物学分析。

微理状态（microsatelite status）

BAT25
T N

BAT26
T N

MSS

变异（Mutations）

BRAF (+)
A：64%
T：36%

KRAS (-)
A：1% G：99%
C：0% T：0%

TP53 (-)

DNA甲基化（DNA methylation）

44%
46%
58%

LOX (+)   *MINT31 (+)*   *RUNX3 (+)*

高甲基化表观基因型（high methylation epigenotype）

看我认为这个病例属于HP的范畴（**图9b**）。

菅井 好的，我明白了。那也请教一下诊断为SSA/P和HP以外的诸位的意见。味冈医生，有请。

味冈 others和unclassified lesion我认为是同一个意思。这个病例我乍看也觉得像是锯齿状病变。可是，病变并非全部都是锯齿状结构（**图9c**），有部分的增殖带上升到了中间的层面。另外间质内可以见到高度的炎症性细胞浸润，上皮内可见淋巴细胞，相对于炎症而言，看上去更像是混杂了异型结构（**图9d**）。因此，我认为这个病例可能是伴有锯齿状特征的非典型腺瘤（unusual type adenoma with serrated pattern），但是考虑到病变中也有炎症修饰的影响，最终将其定为未知病变（unclassified lesion）。

菅井 江头医生，您的意见呢？

江头 我的意见也基本相仿，我认为这个病例中是有肿瘤性腺管的，然而这部分腺管却并非锯齿状结构，如同常规型腺瘤合并有增生性息肉的成分，也就是类似MHAP（mixed adenomatous hyperplastic polyp）的病变。这个病例的表现我认为不能算作是典型的SSA/P。

菅井 八尾医生，您的意见如何？

八尾 病变的最表层可明显见到异型结构，虽然病变中可见锯齿状结构，但并不是很明显，我认为与味冈医生所说的unusual type还是有些区别的，但这个病变到底该怎么诊断，说实话我也并不清楚。

菅井 还有几位医生给出了SpSA（superficially serrated adenoma）的诊断，这个名称是国立癌研究中心的关根（茂树）医生所提出的，我也考虑过这个诊断，但是这个诊断目前尚未得到广泛共识，因此还是诊断为SSA/P。病变中有一部分的细胞核密度较高，但是和一般的SSA/P相比异型的比例要略高一些，倒也还不至于判定为high grade。有几位诊断high grade的医生，海崎医生请您讲一下您的意见。

海崎 我认为异型程度倒也没那么严重，**图9e**

上可见很明显的细胞核假复层化结构。但是，炎症背景确实很明显，这也会影响判断。

菅井 边界线……

海崎 没有看到。因此，我诊断为SSA/P。

菅井 免疫组化结果提示ANXA10、V600E、BRAF、MUC5AC为阳性染色，是典型的SSA/P表现（**图9h、j、l、n**）。Ki-67的增殖带也可见向下方移位（**图9m**）。这点与关根医生所提出的SpSA相符合吗？

九嶋 我认为不符合。

菅井 是的。从分子生物学的角度来看，诊断SSA/P没有疑问，可是从HE染色上看还是有少许的细胞异型，有部分人的意见还是更倾向于肿瘤性病变。

九嶋 那么诊断是否有加上伴有异型增生（dysplasia）呢？

菅井 我认为不需要。

九嶋 可是，依据少数服从多数的原则，诊断还是要加上异型增生的。

6）[病例15]岩手医科大学（图10）

菅井 下一个是[**病例15**]。诊断分为adenoma和SSA/P+CD两大派别。首先请八尾医生来谈谈自己的见解。

八尾 其一，与表层相比，其下方的细胞核要显得更小一些（**图10b**），另外整体上看异型程度也并不那么明显。同时还可以看到分支样的不规则腺管结构。根据我的经验，Ki-67染色大多是在黏膜中部呈阳性。可是基因层面的改变是完全未知的，黏液性质也有可能并不是胃型。这个病例的锯齿状结构很明显，首先应该关注一下Ki-67染色。如果诊断考虑SSA/P的话，恐怕有必要加上伴细胞异型增生（with cytological dysplasia）这样的字句。这是一个诊断极为困难的病例。但是从**图10c**的红色圆圈部分来看，可以确定这是一个肿瘤性病变。

味冈 这个病变是在直肠吗？

永塚 在横结肠。

菅井 味冈医生，您同意八尾医生的意见吗？

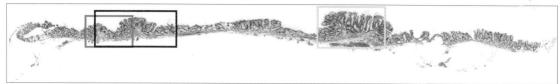

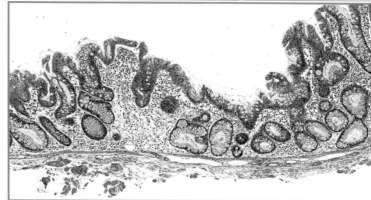

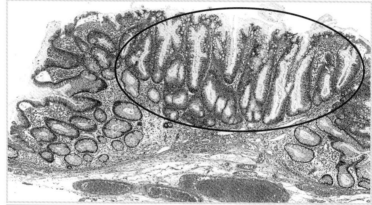

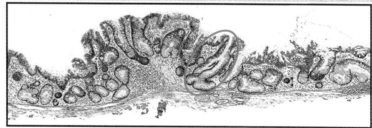

图10 [病例15]岩手医科大学：锯齿状病变

a 放大图像。

b a图绿色框部分的局部放大图像。

c a图黄色框部分的局部放大图像。

d a图红色框部分的局部放大图像。

味冈 我的意见和八尾医生基本相同。但是我并不认为这个病变的全部组织都是锯齿状病变（serrated lesion）。这是一个在tubular adenoma的基础上于表层混杂有少许锯齿状构造的病例。因此，如同刚才讨论过的[**病例14**]，增殖带向中层移位的病变我基本上都诊断为伴有锯齿状特征的非典型腺瘤。但是这个诊断是否与分子生物学分析结果一致还并不清楚。

八尾 这种类型的病变需要明确黏液性质吗？

味冈 不，一般不需要。

八尾 这样的病例可是不常见啊。

味冈 是的。我印象里这样的病变在直肠更为多见一些，所以刚才询问了病变的位置。但是这个病变的深部腺管呈L形，并且可见扩张，与典型的SSA/P不甚相符。

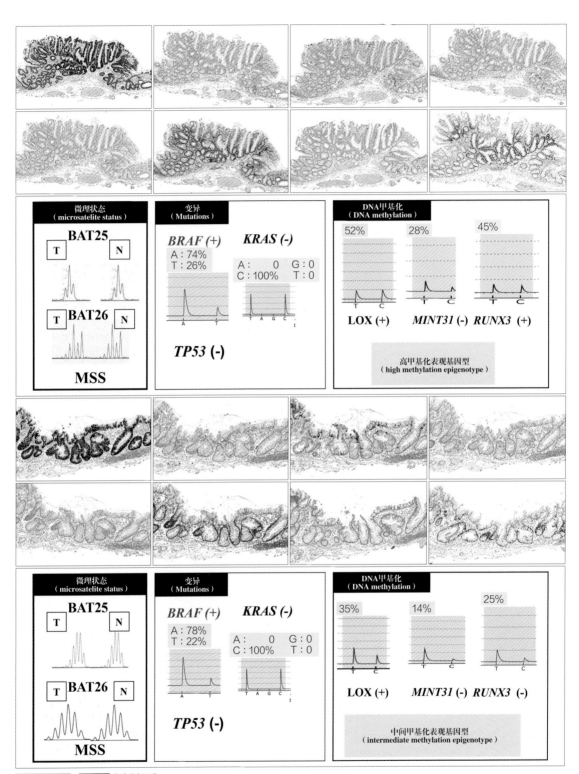

图10 ［病例15］

e~l c图同部位的免疫组化染色图像。e：MUC2染色；f：CD10染色；g：MUC5AC染色；h：MUC6染色；i：ANXA10染色；j：MLH1染色；k：V600E染色；l：Ki-67染色。
m c的分子生物学分析。
n~u d图同部位的免疫组化染色图像。n：MUC2染色；o：CD10染色；p：MUC5AC染色；q：MUC6染色；r：ANXA10染色；s：MLH1染色；t：V600E染色；u：Ki-67染色。
v d的分子生物学分析。

八尾 确实是这样的。

味冈 SSA/P的增殖带大多位于腺体基底部，但是这个病变的增殖带向中层移位，我认为应该归类为其他类型的肿瘤。八尾医生，您同意我的意见吗？

八尾 我同意。

菅井 我明白了。诊断SSA/P的诸位基本上都会在报告中写上伴细胞异型增生的字样。九嶋医生，请讲一下您的意见。

九嶋 这个病变当中几乎观察不到增殖带，看到低倍放大图像上右侧的靴形结构（**图10d**，绿色圆圈部分），首先想到的是SSA/P。这部分组织中可见异型细胞，因此诊断时要加上伴细胞异型增生，**图10c**中所观察到的异型程度要更高一些，就此我会加做MLH1或PMS2的免疫组化染色，最终的诊断应该不会超越SSA/P +CD的范畴吧。

菅井 诊断SSA/P的诸位都同意九嶋医生的意见吗？诊断SSA/P+CD的诸位对于**图10c**这部分有什么高见呢？

那么请诸位看一下免疫组化和分子生物学分析的结果。刚才被诊断为异型增生的部分可以观察到黏液成分完全消失，ANXA10染色也呈阴性（**图10i**）。然而MLH1染色依然为阳性（**图10j**），BRAF染色也呈阳性，甲基化检测结果为high methylation（**图10m**），因此可以确定为锯齿状改变。隆起部以及隐窝深部并未见到Ki-67增殖带，而在病变的中部到上部却可见到Ki-67增殖带呈左右不均一的分布（**图10l、u**）。

八尾 MUC5AC的免疫组化染色呢？

永塚 只有刚才展示的那一小部分呈阳性染色（**图10g**）。

味冈 从分子生物学结果上看确实支持锯齿状病变的诊断，因此有几位医生给出了SSA/P+CD的诊断。换个角度来看，unusual type adenoma with serrated pattern的话也可以用同样的分子生物学改变来解释。

八尾 图10c这部分会不会也有这样的分子生物学改变呢？由于是锯齿状肿瘤，我想知道周围组织会不会是MLH1染色阳性。

菅井 图10d的MLH1染色也是呈阳性的（**图10s**）。

味冈 病理分型的话，还应该是在锯齿状息肉（serrated polyp）这个范围内。

菅井 我认为是这样的。截至目前，我做过分子生物学分析的腺瘤当中没有1例是呈BRAF阳性的，至少在常规腺瘤当中是没有见到过的。常规腺瘤也不会表现为high methylation。

八尾 常规腺瘤是绝对不可能有这种表现的。

味冈 那如果说是unusual type adenoma呢？

菅井 确实有这个问题啊。

九嶋 KRAS是阴性的吗？

菅井 是的。因此从我个人的经验来讲这个病例还是应该算作锯齿状病变，关于异型性我认为还应该算作异型增生的范畴，没有到癌的地步。

结论有两种看法，一种认为这是个锯齿状病变，同时伴有异型增生，而另一种看法则认为这是一个混杂有锯齿状构造的非典型腺瘤（unusual type adenoma）。

八尾 关于锯齿状病变还有很多的未知啊。

味冈 这个病例的锯齿状构造并不明确，但我确实见过有增殖带向中层移位的病例。

八尾 至今为止，我还真没有见过这样的病例。

菅井 这也是今后需要讨论的议题。

3.UC相关肿瘤

7）[病例18]顺天堂大学（图11）

菅井 现在开始讨论UC相关肿瘤。首先是顺天堂大学提供的[病例18]。只有1位给出的诊断是tubular adenoma，此外大家都认为这个病变伴有异型增生。

八尾 黏膜肌层肥厚（**图11b、d**），同时伴有非肿瘤部分的结构扭曲（**图11d**，蓝色圆圈），考虑为UC过程中形成的异型程度较弱的肿瘤。最有助于判断的是**图11d**的绿色圆圈

部分，细胞的排列非常不规则，既不像是锯齿状病变，也不符合unusual type adenoma，这个病例的增殖带与常规腺瘤不同，从这点上来看可以判断为UC相关肿瘤。反过来讲，如果没有看到这样的增殖带改变的话，散发腺瘤（sporadic adenoma）也应该被当作一个鉴别诊断的选项。

菅井 TP53染色的结果如何？

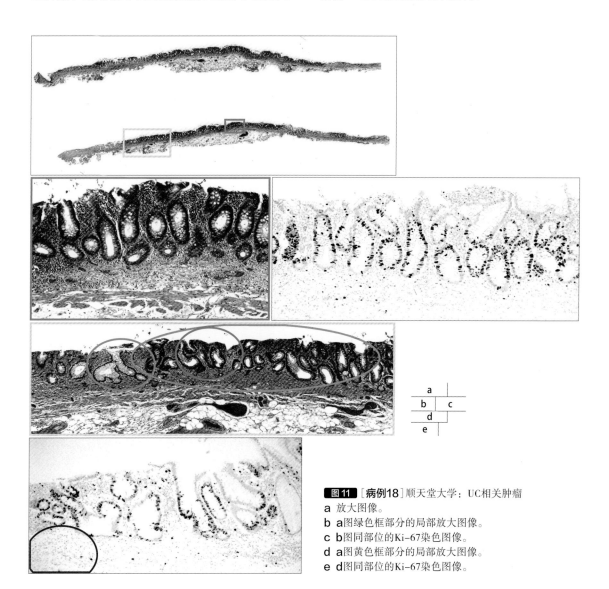

图11 [病例18]顺天堂大学：UC相关肿瘤
a 放大图像。
b a图绿色框部分的局部放大图像。
c b图同部位的Ki-67染色图像。
d a图黄色框部分的局部放大图像。
e d图同部位的Ki-67染色图像。

八尾 阴性的。Ki-67呈弥漫阳性染色，病变深部及中心部位染色呈阴性（**图11c、e**）。

九嶋 基本上可以算是个bottom-up type的病变。

八尾 差不多是这样的。

菅井 **图11e**的红色圆圈部分可不是这种表现啊。

味冈 这个病例基本上可以算是bottom-up type，但也有很多地方与这种类型的特征不甚相符。

八尾 单从组织图像来看的话像是个sporadic tubular adenoma。

味冈 但是从增殖带来看的话却并不符合（**图11c、e**）。

八尾 是的。将这个病变看作UC相关肿瘤的话，我认为客观上判断应该定为是low grade。

味冈 这个病例应该首先判断是否为腺瘤，这一点我认为是比较难的。p53染色是阴性的。

八尾 是的。从**图11b**上来看可以很容易地看出这个病变是没有很明显的异型结构的。

菅井 那这个病变中的哪个部位会让您认为是异型增生呢？

八尾 **图11d**的橙色圆圈部分。

菅井 那橙色圆圈左侧的部分呢？

八尾 这个地方我认为不是异型增生。我倒是也想问问大家是根据什么诊断UC相关肿瘤的。

二村 我诊断的依据是病变中细胞核密集的区域，也就是说增殖带很明显是不正常的。

味冈 统计数据显示sporadic tubular adenoma的增殖带位于表层，并且表层的腺管密度较高。可是这个病例的增殖带却并不位于表层，而是位于深部，并且腺管结构呈整齐的直线排列，深度的腺管密度要高于表层，因此考虑为UC相关肿瘤。

八尾 一般来说，这种情况并不常见。由于N/C比偏低，我能想到的只有低级别腺瘤。

味冈 举例来说，取活检时内镜下判断这个病变的大体形态是很重要的。因此，内镜医生的水平也同样很重要。

鹤田 这个病变在内镜下的边界是否清晰呢？

味冈 有没有看到部分不清晰的边界呢？

九嶋 如果活检结果没有明确的提示，这个病变的诊断就会比较麻烦了。UC相关肿瘤有可能会被漏诊，即便是怀疑的话，也最多诊断为IND（indefinite for dysplasia）。

8）[病例19]顺天堂大学（图12）

菅井 下一个是[**病例19**]，顺天堂大学的病例。

八尾 这也是个隆起型病变，不好判断是散发性（sporadic）还是UC相关肿瘤。

味冈 **图12a**中的红色圆圈部分没有什么问题，但是**图12a**的蓝色圆圈中可以看到病变的flat部分腺管密度较低且细胞异型很明显，问题就在于此。

八尾 **图12a**黄色圆圈部分的异型性更为明显。看一下Ki-67染色（**图12e、f**），发现阳性染色的增殖带位于表层下方，因此考虑UC相关肿瘤。

菅井 也有几位给出了癌的诊断。

八尾 我认为是可以诊断癌的。

九嶋 我也认为可以诊断为癌。这是一个位于UC相关异型增生背景中的癌。

菅井 处理方法都是一样的。

八尾 到底是否为UC相关呢？

菅井 诊断为癌的诸位认为癌与肠炎没有关联吗？

一同 不是，不是，当然不是这样认为的。

味冈 没错，对于将散发性癌和UC相关肿瘤分开这一点是有共识的，但是对于是否将可以诊断为癌的病变分为散发癌或UC相关癌，这一点上并没有太多共识。如果这是一个普通病变的话，诊断为癌没有问题。可是作为UC相关肿瘤的话，给出的诊断就变成了high grade dysplasia。因此，尽管诊断名称不同，但实际上诊断意见都是一致的。

八尾 诊断细胞异型与诊断癌也并不矛盾，因为病变中没有见到明显的浸润。

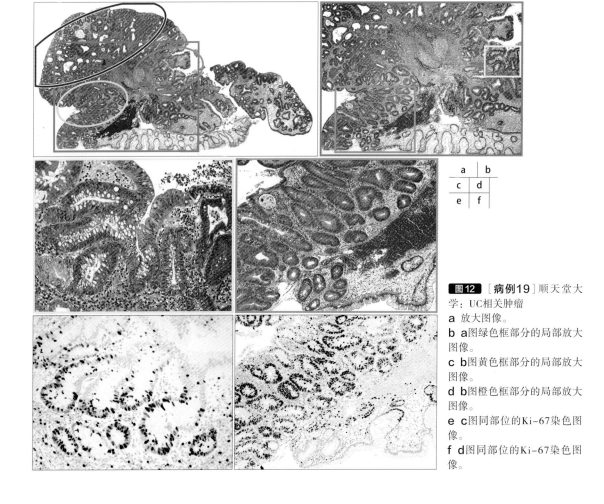

图12 ［**病例19**］顺天堂大学：UC相关肿瘤

a 放大图像。

b a图绿色框部分的局部放大图像。

c b图黄色框部分的局部放大图像。

d b图橙色框部分的局部放大图像。

e c图同部位的Ki-67染色图像。

f d图同部位的Ki-67染色图像。

九嶋　所以这并不意味着意见分歧。

八尾　是的，我认为说明这一点是很重要的。

菅井　临床医生这边的意见如何呢?

鹤田　隆起型病变周围伴有类似0-Ⅱa或0-Ⅱb型病变的情况在散发腺瘤中较为常见。我认为与此相比，通过Ki-67染色判断增殖带的位置以及周围的非肿瘤部分是否存在慢性炎症才是决定性的因素。

菅井　这个病变是高级别上皮内瘤变也好是癌也罢，对于临床来说并没有太大差别。咱们继续讨论下一个病例。

9）［病例26］新潟大学（图13）

菅井　下一个是［**病例26**］，新潟大学的病例。

味冈　诊断分为IND和低级别腺瘤两大阵营。

菅井　首先请教一下诊断IND的各位医生的意见。江头医生，有请。

江头　我在看HE切片时被问到应该如何下诊断，当时给出的判断是非肿瘤性病变，但是病变表层可以观察到异型细胞（**图13b**，黄色圆圈），因此还是无法排除异型增生的可能性。我认为这个部分的Ki-67染色应该是呈阳性的。肿瘤的边界线无法清晰地被划出，因此还是诊断为非肿瘤性病变。我认为这个病变属于反应性异型增生的范畴。

九嶋　既然被提问到了，有人建议这种情况下要倾向于考虑肿瘤性病变（笑）。

味冈　还不能断定这个病变就是肿瘤。Ki-67

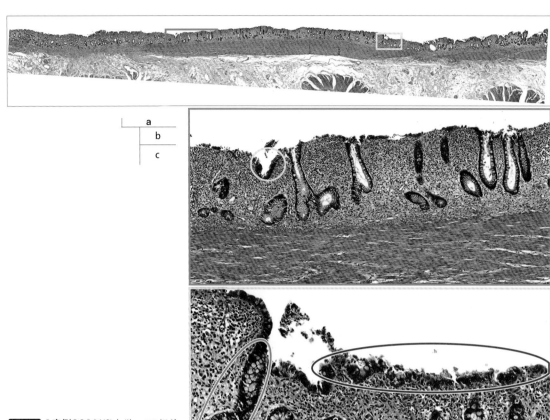

图13 ［病例26］新潟大学：UC相关
肿瘤
a 放大图像。
b a图绿色框部分的局部放大图像。
c a图黄色框部分的局部放大图像。

在腺管深部呈阳性染色，提示bottom-up type，
与再生上皮（regenerative）相符。有一点令我
有些困惑，从p53染色的结果来看还不能判断
为蛋白过表达。p53染色并非null type，而是呈
散在阳性染色的pattern，因此判断为wild type，
最终诊断为再生上皮。至于HE染色上的诊断却
只好以IND来解释。

八尾 是因为没有见到明显的深部细胞核肥大
的原因吧？

江头 病变深部的Ki-67染色呈阳性，而表层
有异型的部位却没有见到Ki-67染色。

味冈 抱歉，关于这一点我还真没有记得那么
清楚。实际工作当中一般是综合p53与Ki-67
染色来做出诊断的。即便HE染色上考虑为

IND，p53如果呈广泛阳性染色的话，最终诊
断可以升级为异型增生。因此，在异型程度较
低的情况下，仅凭HE染色有可能是无法做出
诊断的。

菅井 原来如此。病变表层的**图13c**红色圆圈
部分对于诊断来说是很重要的。

八尾 **图13c**的绿色圆圈部分中并无异型所
见，细胞分化也是非常良好的。

江头 这个病例可以见到肌层组织附着。看来
是切除下来的病变啊。

味冈 是的。

江头 背景黏膜当中有更明显的异型增生吗？

味冈 有的。背景中这部分组织的p53呈弥漫
性、强阳性染色。与刚才所讨论的病变部分似

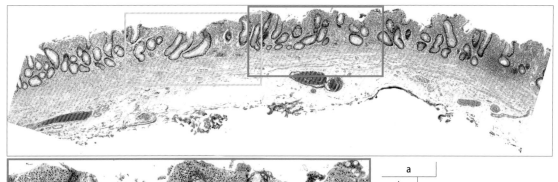

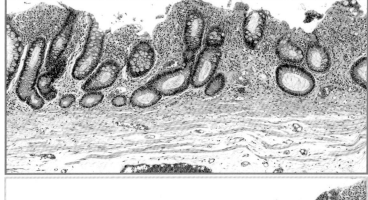

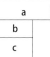

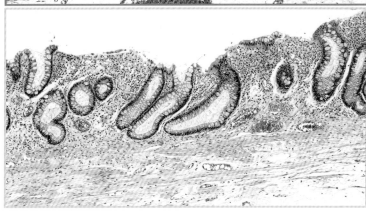

图14 ［病例27］新潟大学：UC相关肿瘤
a 放大图像。
b a图绿色框部分的局部放大图像。
c a图黄色框部分的局部放大图像。

乎有些许的差异。

山野 病变是哪个部位的呢？

味冈 应该可以确定是直肠。

新井 直肠的组织中会出现Paneth细胞吗？

味冈 尽管合并有小肠上皮的肠化（metaplasia）改变，但直肠内见到Paneth细胞分布也是比较少见的，病变的上方也有不少这样的改变，我认为这也可以算作是怀疑肿瘤性病变的依据之一。

菅井 您的诊断，应该是IND对吧？

味冈 HE染色图像上诊断为IND，追加p53染色等进一步判断的话，最终诊断为再生上皮。

菅井 包括我本人在内，诊断异型增生的各位或许立场都并不是那么坚定，听完味冈医生与八尾医生的说明后，或许大家就会同意我的观点。

10）［病例27］新潟大学（图14）

菅井 最后一个是［病例27］，同样来自新潟大学。

味冈 这也是个不好诊断的病例。UC的情况下，再生上皮（regenerative）和异型增生

（dysplasia）都有可能是马赛克样的改变，我有点犹豫咱们要不要讨论一下**图14a**当中的某个部分。

菅井　确实是比较难诊断。

味冈　**图14b**中的表层细胞分化较差，有一些疑似是肿瘤的部位。但是看一下其他的部位，比如说**图14c**，我认为就不像是肿瘤性病变。难以做出诊断啊。

菅井　想必一定会有不少人诊断异型增生，在座的各位有坚定支持这一想法的吗？

江头　如果说见到马赛克样改变就可以诊断异型增生的话，我倒是认为应该诊断为IND。我怎么看都觉得这个病例不像是异型增生。

味冈　这个病例的p53染色也同样没有见到p53蛋白的过度表达。从Ki-67染色上看，增殖带大多位于腺体的基底部，但又可见到增殖带的轻度上移。尽管没有做MAC6的免疫组化染色，但我想MAC6应该是呈阳性染色的。病变中可见到大量的发育不良的杯状细胞（dystrophic goblet cell）。这个病例从形态学上可以判断为low grade dysplasia，但是在HE染色图像上是很难将low grade dysplasia与IND进行区分的，最终还是有赖于p53染色。在HE染色图像上倾向于IND的病例，很有可能p53免疫组化染色呈阳性。

九嶋　您这么一说，我倒是觉得这个病例看上去像是肿瘤性的。

味冈　另外，这个病例当中可以见到dystrophic goblet cell即营养不良的杯状细胞，这是一种形态比较怪异的杯状细胞，说明表层的细胞分化程度很低。即便是背景组织中没有见到活动性炎症，细胞分化程度低也可以认为是肿瘤性病变。可是如何确定最终诊断却并不那么容易。最终还是有必要结合Ki-67与p53的免疫组化染色结果来做出最终诊断。

八尾　最终的诊断还是判定为癌。即便是不诊断癌的话，我认为无论是诊断为low grade dysplasia也好还是诊断为IND也罢，对于临床来说都是没有任何区别的。但是唯独以下这一情况是务必要避免发生的，即被误诊为low grade dysplasia的low grade癌有可能在随访过程中会演变为进展期癌。

我们是否已经锁定了建立大肠肿瘤病理诊断标准的相关问题呢？

菅井　下面我们来做一下总结。各位医生在事先就对分为常规型腺瘤/癌、锯齿状病变以及UC相关肿瘤这三大类的27个病例做出了诊断，今天我们选出了其中10个诊断上存在较大分歧的病例并分别对其进行了讨论。

　　首先，关于常规型腺瘤/癌的病理诊断，不同的人都会综合细胞异型与结构异型的程度来进行判断，这一点是没有争议的，但是每个人的判断方法或者说是如何权衡细胞异型与结构异型的比重这一点上是多少存在一些差异的，因此诊断结果也会有所不同。每个人对于各种需要在一定程度上定量的异常所见的判断并没有明显的差异，比如说染色质的增量、细胞异型或者是腺管密度增高等，但是每个人对于如何权衡这几点之间的关系都会有各自不同的看法。但是我认为这种个人差异还不至于严重到把低级别腺瘤诊断为癌或者反之亦然，把癌诊断为低级别腺瘤。然而，实际工作中却又不存在可以使得所有人给出一致诊断的客观标准。本次座谈会中，我向大家展示了一些关于SCNA的研究结果，但是这种方法目前尚未得到普及，我想把这一点作为一个今后需要研究的议题来进行讨论。

　　现如今的诊断方法与我们前辈老师的诊断方法有哪些不同呢？味冈医生，我想请教一下您。

味冈　要说与老一辈相比，现在的诊断可以说是各种各样的武器装备一应俱全，包括菅井医生所展示的分子生物学分析，还有八尾医生所讲到的黏液性状的观点。过去是没有Ki-67染色的，为了能够了解到增殖的动态所需要的信息量是非常巨大的。我们相对于老一辈病理医生的优势就在于能够应用这些武器来验证组织学诊断，时代的变迁给我们打造出了一个可以基于科学实证，更易于建立诊断标准的环境。我认为病理医生之间的诊断差异终究有一天会被消除的。

菅井　我同意您的意见。实际上我认为老一辈的医生当中也有一部分会经常使用Ki-67以及p53的免疫组化染色，关于这一点大家还有其他不同意见吗？

海崎　我认为把这一观点传达给广大病理医生是很重要的。以Ki-67以及p53的免疫组化染色结果为依据做出诊断是没有问题的，可是在HE染色图像上看到某种改变就要去做免疫组化并不意味着所有的HE切片都必须要加做免疫组化。

菅井　您认为今天的座谈会可以制定出适用于一般的病理医生而不是专门适用于消化道专科病理医生的、最简易的诊断标准吗？

海崎　对于非消化道专科的病理医生来说，这些诊断之间并没有那么大差异，我认为是可以的。

九嶋　我也认为是可以的，这次大家所给出的诊断还是高度一致的。

菅井　确实是这样的。至少在腺瘤与癌的诊断方面并不存在那么大的差异，诊断上的差异只是集中在一个很狭小的范围内。

　　再来说说锯齿状病变，与常规型腺瘤相比锯齿状病变在诊断上的差异要更大一些，特别是HP、TSA、SSA/P这三者的诊断存在着若干差异。比如说对于budding、ECF、细胞核的改变、细胞质的特征以及锯齿状结构是否在表层出现等，在我印象里大家对于这些征象的判断还并不是那么一致。关于将来怎样统一判断标准，大家有何高见呢？

八尾　我认为大家所遵循的诊断标准基本上是一致的。然而，锯齿状病变由各种各样的成分混杂而成、富于变化，因此比较难于诊断。

菅井　我个人认为分子生物学分析在判别常规型腺瘤与锯齿状病变方面是能够起到一定作用的。比如说检测到*BRAF*基因变异就可以基本上认定这是一个锯齿状病变，而检测出high methylation也可认为诊断被限定在了锯齿状病变的范围内。

八尾 是这样的。我认为使用并普及这种清晰明了的诊断方式还是很重要的。

菅井 最后来说一说最具难度的UC相关肿瘤。看到大家的讨论之后发现，各位在诊断上的意见不一致程度并不像之前想象得那样显著。就像味冈医生说过的那样，首先观看HE染色图像，有可疑UC相关肿瘤的情况下再追加Ki-67和p53免疫组化染色。

味冈 是的。只是如果对所有的标本都常规进行Ki-67和p53染色的话病理医生们是应对不过来的。因此，只应对HE染色图像上有疑点的部位进行免疫组化染色，这一点很重要，海崎医生也曾强调过。

菅井 那也就是说应该对IND病变做免疫组化。

味冈 除此以外，还要明确地区分散发性及非散发性病变，这一点也是要牢记于心的。

菅井 指南当中对于这一点也讲得很清楚。

新井 鉴别low grade dysplasia与high grade dysplasia时也需要用到p53染色吗？

味冈 这个是不需要的。

九嶋 以前在演讲时我曾经向味冈医生提问过这个问题，HE染色图像上认为病变至少是low grade dysplasia的情况下，p53免疫组化呈阳性染色是否可以将诊断进一步升级？这么说来，您的回答就是"不能"啦？

味冈 是的。散发性病变也有可能呈p53阳性染色。因此，当HE染色图像上看到一个肿瘤性病变，但是其异型程度又不足以达到p53染色阳性的情况下，又确实见到p53染色呈阳性时就会感到有些怪异。我认为应该这样理解这个问题。

八尾 low grade dysplasia与high grade dysplasia之间的关系有点"暧昧"啊。

新井 但是临床上对于这两种病变的处理则是截然不同的。

味冈 确实是这样的。low grade dysplasia并不需要立即手术治疗，有时可以首先行ESD（endoscopic submucosal dissection）治疗。如今临床上也有各种各样的治疗方法。

新井 特别是在活检的时候。

菅井 但是，high grade dysplasia现如今也同样首选内镜下治疗。因此，与内镜医生来共同商讨治疗策略这一点是很关键的。

鹤田 临床医生会提出这样的问题，活检时诊断为异型增生的情况下，最好将标本向垂直于黏膜表面的方向切割一下，但是临床医生所能做到的就是将标本放置到福尔马林溶液当中，仅此而已，后边再朝哪个方向对标本进行切割，临床医生是完全不清楚的。怎样才能制作向垂直于黏膜表面方向切割的标本呢？如果有合适的方法请一定赐教。

新井 这就取决于技师的水平了。将组织小心翼翼地包埋到石蜡当中就可以做出合格的标本。

味冈 另外还要使用大一点的活检钳（jumbo biopsy）。

鹤田 最好把活检组织取得大一些、深一些。

江头 这还是相当费工夫的，可以请病理技师去帮忙处理活检组织吗？

鹤田 说到底还是要靠技师啊。

菅井 承蒙大家的关照，今天大家得以齐聚一堂，最后还望大家来谈谈各自的感想。首先有请海崎医生。

海崎 我认为通过今天的座谈会，今后在腺瘤/癌的诊断意见上会比以前更加一致。至于锯齿状病变与UC相关肿瘤，我认为目前的诊断标准依然可以说是五花八门的。特别是UC相关肿瘤，我个人关于这方面的经验也较为有限，大家在诊断上的分歧也和我事先所预想得差不多。另外，座谈会还向我们展示了科学的分析方法，着实获益匪浅。这次座谈会中我感觉自己就像是以一个非消化道专科的、普通的病理医生的身份来参会一样，所学到的内容对广大的病理医生来说都是十分有帮助的。

九嶋 今天我也是很意外地发现大家的诊断意见还是比较一致的。有些问题仅仅是简单的名词上的差别所致，欧美与日本的一些概念是有差异的，替换一下名词就可以迎刃而解，这一点请大家注意。有些医生一直以来所学习的是欧美的论文和教科书，在此希望广大的非消化道专科病理医生能够再次明确这些概念上的差异。

新井 我认为与过去相比，常规型腺瘤诊断上的相关问题已经基本上被明确锁定了，诊断标准也逐渐趋于统一。关于锯齿状病变，由于其变化较为多样，大家对于本次座谈会所探讨的病例在诊断意见上也并不是那么一致，我认为归根到底原因还是无论HP也好、SSA/P也好抑或是TSA，大多数病例都并不是那么典型。期待将来有朝一日随着科学性证据的逐渐累积，我们能够更深入地了解这一类病例的特征。举例来说，即便是基本上确定是TSA的病变也要结合基因变异以及蛋白表达的情况来做出诊断。关于UC相关肿瘤，我个人对于这方面的经验也不是很多，希望今后能够在了解临床上的诊疗措施基础上来制定病理诊断标准。

二村 很显然，对于非典型锯齿状病变的诊断和治疗策略是有些许差异的。对于正在阅读本书的病理医生来说，看到这句话或许也会感到某种解脱。本次的座谈会可以说已经锁定了很多个关于大肠肿瘤病理诊断方面的相关问题。相信在不久的将来，《胃与肠》系列丛书上发表的各种相关问题的最佳解决方案将会被广大非消化道专科的病理医生所接受。

江头 大家都各抒己见，讲得十分精彩，在此我只说一点。我认为咱们今天讨论的内容有一点是不适用于广大非消化道专科病理医生的，即UC相关肿瘤，特别是low grade dysplasia的诊断。在座的各位消化道专科病理医生在没有见到明确的肿瘤性改变的情况下是不会做出异型增生诊断的，可是有很多的非消化道专科病理医生是分不清明显的反应性异型与异型增生的，至今依然会有很多非消化道专科病理医生将所有异型程度比较低的病变都诊断为low grade dysplasia。异型增生仅限于肿瘤性病变的范畴，做诊断时应当慎重，这一点应该让广大的非消化道专科病理医生都知晓。

味冈 《胃与肠》系列丛书曾在大约20年前推出过类似的主题专刊，当时在诊断上的分歧现

如今是否已经得到了解决呢？从这个问题上来说，我认为与当时相比现今的诊断已经有了一定程度的改进，但是在那期专刊上并没有登载锯齿状病变以及UC相关肿瘤的议题。那个年代的议题仅局限在腺瘤与癌的鉴别诊断这个现在看来是极其狭小的范围内。探讨这个问题的话，势必在病理医生之间会产生很多关于诊断标准的话题。

另外一点就是关于专业术语和定义，大家最好能聚在一起讨论一下。比如说"dysplasia"这个词在UC当中也会被使用到，然而在欧美国家即便是对于散发性病变，无论是凹陷型或是平坦型也都会使用"dysplasia"一词。在日本，病理医生通常会将从LST样的平坦型病变上取到的组织诊断为"高级别腺瘤"，而从UC相关的平坦型病变上取到的组织由于是肿瘤性的，因此诊断为"high grade dysplasia"，从而接受外科手术治疗。而散发腺瘤则接受ESD或EMR（endoscopic mucosal resection）等内镜下治疗。因此，内镜医生与病理医生之间有必要首先统一各种用语和定义的使用方法。至于UC相关肿瘤，日本厚生劳动省的研究分类并未将这一概念广泛普及。今后是否还继续使用"dysplasia"这一名词，我认为还是需要再探讨一下的。

八尾 诊断上的分歧与过去相比已经消除了很多，我想大家应该都同意这一观点。今后有必要在一些细节问题上下功夫。在目前对于鉴别高级别腺瘤与低级别腺瘤的标准尚未达成共识的情况下，所使用的指标比如说N/C比50%或许并不是那么科学，今后对于这类指标应当朝着建立科学的诊断标准的方向不断地去分析、讨论并修正。至今为止我都没有提出过任何的建议。今后对于一些问题还是有必要出具更多的证据，特别是对于N/C比较低的肿瘤，即那些细胞完全没有分化、细胞核又小又圆的肿瘤。

菅井 非常感谢！今天还有两位临床专家莅临现场并担任主持。请问您二位对于本次座谈会有哪些感想呢？

山野 感觉真的是学到了很多知识，受益匪浅。在大多数临床医生的印象里，癌与腺瘤的鉴别对于病理医生来说是一件很确信的事情，因此想当然地认为无论哪个病理医生来阅片都会做出相同的诊断。但是，通过今天的座谈会我才知道病理诊断就如同活生生的生物一般。此外，我还明白了锯齿状病变以及UC相关肿瘤等此前都被认为是非肿瘤性病变，通过应用病理学以及其他科学方法分析而逐渐达成共识，认为这是肿瘤性病变。同时我也再次认识到，病理医生的工作是为我们临床医生分析那些我们认为正常组织有差别的病变，作为临床医生有必要与病理医生密切合作，向病理医生提供可以进行组织病理分析的标本。

鹤田 关于散发腺瘤的内镜下诊断，放大内镜在表面结构的观察上具有一定优势，但是目前还无法观察到细胞层面的改变。在实际病理诊断时，对病变组织做纵向切割有时可看到表层异型结构较少但是下方的黏膜深层却有着很明显的异型结构的情形。对所有表层异型结构不明显的病变都一对一地做纵向切割显然是不现实的，我认为今后只有通过观察表层结构从而推断下层的结构特点才能使诊断向前进步。另外，关于锯齿状病变，应该是从HP阶段就开始治疗，还是病变演变为SSA/P再开始治疗呢？临床医生对于这一点还不甚明确，但愿今后关于这方面的研究能够进一步深入。关于UC相关肿瘤，即便是再生性变化也会出现黏膜的乳头状变化，如同慢性胃炎一样的明显的结构紊乱，作为我个人来讲，遇到这样的情况也不知道该如何做出诊断，今后与广大的病理界同行们一起坚持不懈地学习，相信一定会摸索出好的诊断方法来。

菅井 非常感谢！最后，请允许我以主持人的身份来做一下总结发言。病理诊断终归不是由病理医生来单独完成的工作，而是一定需要临床医生以及患者配合的一项非常重要的工作，本次座谈会使我再次认识到了这一点。对于我个人来讲，八尾医生所讲到的癌还包括小细胞核的以及N/C比较大的病变这一点令我受益匪浅。

关于常规型腺瘤/癌的诊断，大家已经达成了很多的共识。关于锯齿状病变的诊断，我认为从分子生物学的角度去深入研究是很重要的。关于UC相关肿瘤的诊断，像我这样并没怎么见过这类病变的病理医生与味冈医生和八尾医生这样的行家相比，在这方面的经验上还是有很大的差距的。另外，我感觉关于UC相关肿瘤的分子生物学分析目前做得还比较有限，今后望大家务必要一起组成共同研究小组来一起做这方面的工作。

今天非常感谢大家！

参考文献
[1]大腸癌研究会（編）. 大腸癌取扱い規約，第9版. 金原出版，2018.
[2]Schlemper RJ, Riddell RH, Kato Y, et al. The Vienna classification of gastrointestinal epithelial neoplasia. Gut 47: 251–255, 2000.
[3]Iwase T, Kushima R, Mukaisho K, et al. Overexpression of CD10 and reduced MUC2 expression correlate with the development and progression of colorectal neoplasms. Pathol Res Pract 201: 83–91, 2005.
[4]Kaye GI, Pascal RR, Lane N. The colonic pericryptal fibroblast sheath: replication, migration, and cytodifferentiation of a mesenchymal cell system in adult tissue. 3. Replication and differentiation in human hyperplastic and adenomatous polyps. Gastroenterology 60: 515–536, 1971.
[5]Hashimoto T, Tanaka Y, Ogawa R, et al. Superficially serrated adenoma: a proposal for a novel subtype of colorectal serrated lesion. Mod Pathol 31: 1588–1598, 2018.
[6]Komori K, Ajioka Y, Watanabe H, et al. Proliferation kinetics and apoptosis of serrated adenoma of the colorectum. Pathol Int 53: 277–283, 2003.
[7]日本消化器病学会（編）. 大腸ポリープ診療ガイドライン2014. 南江堂，2014.
[8]味岡洋一，谷優佑. 潰瘍性大腸炎に出現する異型上皮の厚労省研究班分類. 胃と腸 54: 714–715, 2019.

（2019年3月20日　于笹川纪念馆举行）

出席本次座谈会的江头由太郎医生不幸于2019年3月29日去逝。《胃与肠》编委会的全体成员一起衷心地为江头医生祈福。

横结肠 PEComa 1 例

佐野村 诚[1]　　　石原 由希　　　坂口 奈奈子

森下 文乃　　　山本 嘉太郎　　　山田 真规

横滨 桂介　　　西谷 仁　　　佐佐木 有一

川崎 浩资[2]　　　丰田 昌夫　　　长田 宪和[3]

江头 由太郎[4]　　　广濑 善信　　　樋口 和秀[5]

早期胃癌研究会病例（2018 年 9 月度）
[1] 北摄综合病院消化器内科
　〒569-8585 高槻市北柳川町 6-24
　E-mail : sanomura@beach.ocn.ne.jp
[2] 同　一般・消化器外科
[3] 同　病理诊断科
[4] 大阪医科大学病理学教室
[5] 同　第 2 内科

摘要●患者为83岁男性，因便潜血阳性行肠镜检查，于横结肠发现一处直径约3 cm黏膜下肿瘤。肿物有皱褶，为表面凹凸不平并伴有小溃疡的、质地较软的黏膜下肿瘤。活检病理诊断不明确，随后接受外科切除治疗。组织病理学可见细胞质呈嗜酸性，细胞核为圆形的、实性增殖的圆形细胞，根据免疫组化以及基因检查，诊断为PEComa。

关键词　PEComa(perivascular epithelioid cell tumor)，大肠黏膜下肿瘤

序言

血管周围类上皮细胞肿瘤（perivascular epithelioid cell tumor，PEComa）为血管周围类上皮细胞由来的间叶系肿瘤的统称，较少见于消化道。笔者在本文中报告自身经历的、呈黏膜下肿瘤（submucosal tumor，SMT）样形态的横结肠 PEComa1 例。

病例

患　者：83 岁，男性。

主　诉：便潜血阳性。

既往史：前列腺肥大。

现病史：患者因便潜血阳性来我科行结肠镜检查，过程中发现位于横结肠的 1 处病变。

初诊时体征：体温 36.1 ℃，脉搏 62 次/min，血压 120/60 mmHg。意识清晰、眼睑结膜无贫血、黄染。腹部平坦、柔软，无腹痛，未触及压痛。

血生化检查　未见炎症性反应改变，肿瘤标志物均在正常范围内（**表1**）。

灌肠 X 线造影检查　俯卧位充盈像可见横结肠肝曲附近一处 3 cm 大小、具有一定高度的 SMT（**图 1a**）。仰卧位气钡双重造影图像（**图 1b**），肿瘤隆起的边缘可见皱襞形成，表面可见 1 处接近 1 cm 大小的浅凹陷。侧位半立位像（**图 1c、d**）上可见隆起边缘有黏膜皱襞形成，表面为不清晰的结节状黏膜。此外，病变在不同的摄影时段可见形态上的变化，考虑为质地较软的 SMT。

肠镜检查所见　白光图像上可见直径约 3 cm 大小的 SMT，隆起边缘较为陡峭并且伴有

表1 血常规、生化检查结果

WBC	5400/μL	IL-2R	485 U/mL	GPT	29 IU/L
RBC	$461 \times 10^4/\mu L$	Na	140 mEq/L	ALP	186 IU/L
Hb	13.9g/dL	K	4.1 mEq/L	γGTP	27 IU/L
Ht	42.2%	Cl	108 mEq/L	LDH	314 IU/L
Plt	$19.9 \times 10^4/\mu L$	BUN	20.9 mg/dL	AMY	100 IU/L
ESR	13 mm（1hr）	Cr	0.95 mg/dL	CRP	0.10 mg/dL
CEA	1.36 ng/mL	T.Bil	0.7 mg/dL		
CA19-9	8.37 U/mL	GOT	27 IU/L		

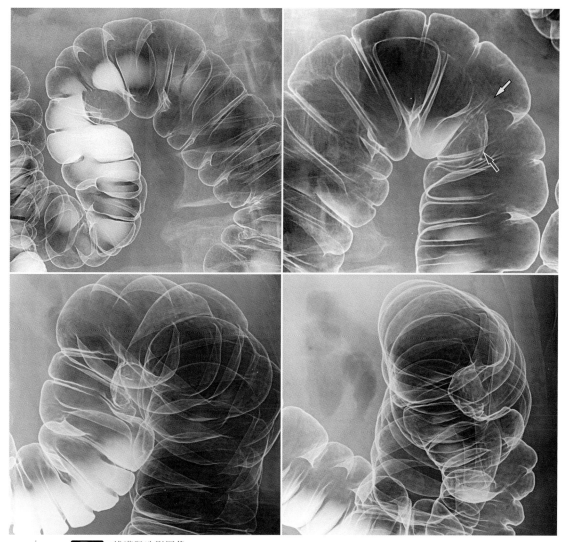

a	b
c	d

图1 X线灌肠造影图像

a 充盈像（俯卧位）。横结肠肝曲附近可见3 cm大小、具有一定高度的SMT。

b 气钡双重造影像（仰卧位）。肿瘤隆起边缘伴有黏膜皱褶（黄色箭头），表面可见1处不到1 cm的浅凹陷（红色箭头）。

c、d 侧位像（半立位）。肿瘤隆起边缘伴有黏膜皱褶，表面呈不清晰的结节状黏膜。肿瘤在不同的造影期可见轻微的形态变化，提示病变为质地较软的SMT。

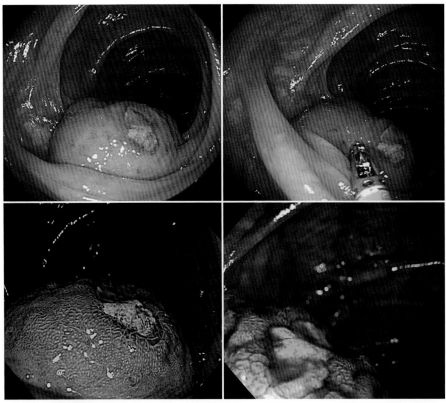

图2 肠镜图像

a、b 白光内镜图像。横结肠可见3 cm大的SMT，隆起边缘较为陡峭，并且伴有黏膜皱褶。肿瘤表面略微凹凸不平，边缘可见发红色调的8 mm大的表浅溃疡。活检钳触碰感觉质地较软。

c NBI图像。肿瘤表面被正常黏膜所覆盖。

d 靛胭脂喷洒后放大观察图像。溃疡边缘未见上皮性肿瘤样改变。

皱褶牵拉的表现。肿瘤表面略微凹凸不平，边缘可见发红色调的8 mm大的表浅小溃疡。使用活检钳压迫，感觉肿瘤质地较软（**图2a、b**）。NBI（narrow band imaging）图像上可见肿瘤表面被正常黏膜覆盖（**图2c**），喷洒靛胭脂后放大观察，溃疡边缘未见上皮性肿瘤样改变（**图2d**）。从内镜图像上来看，需要将病变与脂肪瘤和GIST（gastrointestinal stromal tumor）相鉴别。

超声内镜（endoscopic ultrasonography，EUS）所见 使用20 MHz细径超声探头可见以第3层更深处为主体的、边界清晰的偏低回声病变（**图3**）。

FDG-PET/CT（fluorodeoxyglucose-

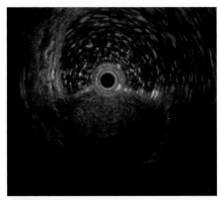

图3 EUS图像。可见以第3层更深处为主体的、边界清晰的低回声肿块

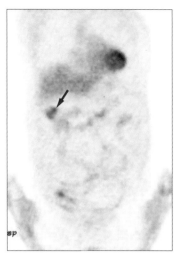

图4 FDG-PET/CT图像。肿瘤部位可见FDG摄取（红色箭头），淋巴结、肝脏、双肺未见转移

positron emission tomography with computed tomography）所见 FDG-PET/CT 图像上，肿瘤部位可见 FDG 摄取（SUVmax=5.98/7.83），未见淋巴结、肝脏以及肺转移（**图4**）。

临床诊疗经过 病变为位于横结肠的、3 cm 大小的 SMT，溃疡底部的组织活检未能明确诊断。由于病变为质地相对较软的 SMT，应首先考虑类上皮细胞型 GIST。肿瘤部位可见

FDG 摄取，未见明确转移灶，因此实施了腹腔镜下大肠部分切除术。

切除标本肉眼观 新鲜切除标本的黏膜面可见伴有黏膜皱褶的、轻微结节状 SMT，表面伴有浅溃疡（**图5a**），浆膜面亦可见质地偏软的肿瘤表面被浆膜所覆盖并向外突出（**图5b**）。

组织病理学所见 切除标本的放大观察图像上可见 SMT 位于黏膜下层，其边界清晰、呈膨胀性发育，其中一部分组织穿透了固有肌层向浆膜下层增殖（**图6a、b**）。

肿瘤细胞在 HE 染色切片上表现为具有圆形细胞核、细胞质呈明显嗜酸性的圆形细胞，肿瘤自紧邻黏膜肌层的黏膜下层起呈实性增殖（**图6c、d**）。溃疡边缘可见增生性变化的非肿瘤性黏膜上皮，溃疡部位可见伴有炎症性细胞浸润的肉芽组织（**图6e**）。

免疫组化染色方面，恶性黑色素瘤相关的标志物 HMB45（**图6f**）以及 Melan-A（**图6g**）染色呈阳性、KIT 阴性、CD34 阴性、Desmin 阴性、SMA 阴性、S-100 阴性、MIB-1LI（labeling index）<5%（**表2**）。

基因方面，未检出透明细胞瘤（clear cell sarcoma）特征性的 *EWSR1-AFT1* 与 *EWSR1-CREB1* 基因融合。基于以上改变，病变诊断为

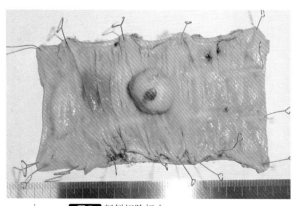

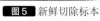

图5 新鲜切除标本
a 黏膜面。伴有黏膜皱褶的结节状SMT，表面伴有表浅溃疡。
b 浆膜面。肿瘤较为柔软，表面被浆膜覆盖并向腔外突出。

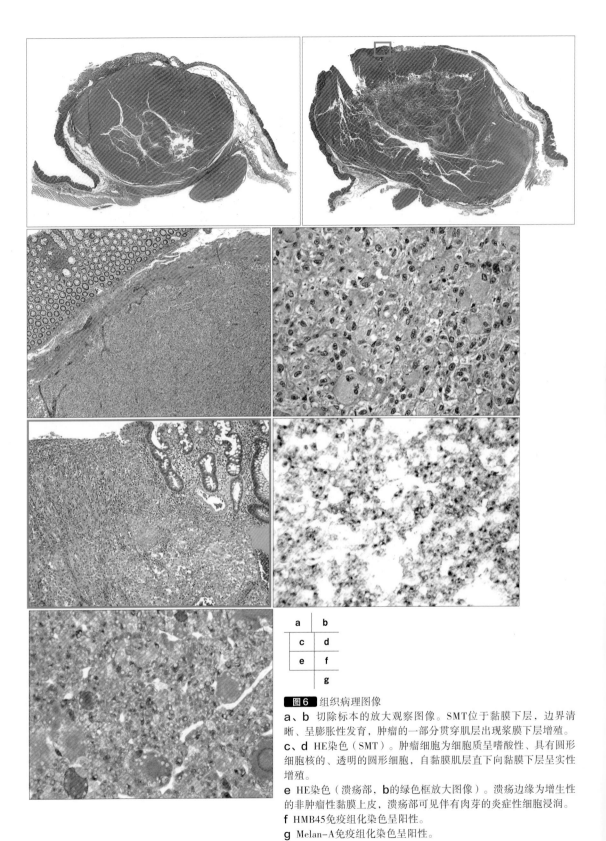

图6 组织病理图像

a、b 切除标本的放大观察图像。SMT位于黏膜下层，边界清晰、呈膨胀性发育，肿瘤的一部分贯穿肌层出现浆膜下层增殖。

c、d HE染色（SMT）。肿瘤细胞为细胞质呈嗜酸性、具有圆形细胞核的、透明的圆形细胞，自黏膜肌层直下向黏膜下层呈实性增殖。

e HE染色（溃疡部，b的绿色框放大图像）。溃疡边缘为增生性的非肿瘤性黏膜上皮，溃疡部可见伴有肉芽的炎症性细胞浸润。

f HMB45免疫组化染色呈阳性。

g Melan-A免疫组化染色呈阳性。

表2 免疫组化检查结果

AE/AE3	–	S-100	–	HMB45	+++
KIT	–	Synaptophysin	–	Melan-A	+++
CD34	–	Chromogranin A	–	CD56	+
Desmin	–	LCA	–	MIB-1 LI	<5%
SMA	–	CD68	–	PAS	+++

表3 已报告的大肠PEComa病例（包括本文病例）

报告者	年龄发，性别	部位	大小	肉眼形态	组织病理	治疗
日笠等	67岁，男性	乙状结肠	1 cm	带蒂息肉	AML	polypectomy
Hou等	40岁，男性	乙状结肠	2 cm	带蒂息肉	PEComa	polypectomy
Yamamoto等	43岁，女性	降结肠	8 cm	SMT	malignant PEComa	外科手术
Oishi等	51岁，男性	降结肠	5.7 cm	SMT	AML	外科手术
本病例	83岁，男性	横结肠	3 cm	SMT	PEComa	外科手术

AML: angiomyolipoma；PEComa: perivascular epithelioid cell tumor.

横结肠发生的 PEComa。

讨论

所谓 PEComa 为血管周围类上皮细胞（perivascular epithelioid cell tumor，PEC）由来的间叶系肿瘤的统称，还包括血管平滑肌瘤（angiomyolipoma，AML）、肺透明细胞瘤（clear cell sugar tumor of the lung，CCST）、淋巴管平滑肌瘤病（lymphangioleiomyomatosis，LAM）、镰状韧带 / 肝圆韧带透明细胞性肌黑色素细胞性肿瘤（clear cell myomelanocytic tumor of the falciform ligament/ ligamentum teres，CCMMT）。广义的 PEComa 指的是全部含有 PEC 成分的肿瘤，在这当中包括可根据历史背景或组织病理学特征进行区分的 AML、CCST 以及 LAM，其他种类的 PEComa 则被称为狭义的 PEComa。在 Bleeker 等所报告的 234 例病例当中，中位年龄（范围）为 43 岁（3 ~ 97 岁），女性占 79%，发生部位为子宫（20%）、皮肤（9.4%）、肝镰状韧带（8.5%）、后腹膜（7.7%）、结肠 / 直肠（6.8%），肿瘤的平均直径（范围）为 6.8（0.5 ~ 30）cm。Doyle 等报告的 35 例消化道 PEComa 当中，以结肠最为

多见（54%），其次是小肠（35%）和胃（6%），转移瘤病占比 37%。

以 "PEComa" 和 "大肠" 为关键词检索 1983 年至 2018 年 8 月间《医学中央杂志》出版的文献（会议记录除外），除去肠系膜发生的 PEComa 以外，算上本病例一共查找到 5 例（**表3**）。年龄 40 ~ 83 岁，男女比为 4：1. 发生部位为降结肠 2 例，乙状结肠 2 例，横结肠 1 例，病变大小 1 ~ 8 cm。大体形态上，2 cm 以下的 2 例为带蒂息肉样形态，3 cm 以上的 3 例则呈现 SMT 样形态，2 例带蒂息肉样的病变使用息肉切除术（polypectomy）切除，3 例 SMT 样形态的病变则接受了外科手术治疗。据报告，降结肠 8 cm 大的病例在手术治疗后发生了腹膜播种并死亡，该病例为恶性 PEComa。

PEComa 的大体病理观表现为实性、边界清晰的肿瘤，剖面根据构成成分的比例呈现白色调 ~ 黄色调等各种各样的不同色调。肿瘤细胞偶尔会产生大量的黑色素（melanin），从而使得外观呈黑褐色调。组织病理学上，PEComa 表现为具有淡色透明或轻度嗜酸性颗粒状细胞体的上皮细胞与纺锤形细胞以及血管结构混杂

的、呈实性增殖的细胞巢。免疫组化染色方面，其特征为黑色素瘤相关的标志物（HMB45、Melan-A 等）以及肌源性标志物（SMA 等）呈阳性染色，而 cytokeratin 和 S-100 则呈阴性染色。

本病例的大体观与 HE 染色所见与 PEComa 相符合，SMA 免疫组化染色呈阴性，但黑色素瘤相关标志物的免疫组化结果却与 PEComa 相吻合。主要需要鉴别的病变是 KIT 阴性的 GIST（类上皮细胞型 GIST）、c-kit 及 PDGFRa 基因变异未检出，并且 HMB45 与 Melan-A 免疫组化染色呈阳性，通过以上结果可予以鉴别。另外一个需要鉴别的病变是透明细胞肉瘤，近年来 EWSR1-ATF1 基因被发现并被熟知，该基因的变异情况可用于确诊透明细胞肉瘤，本病例通过基因检测结果可排除透明细胞肉瘤的可能性。

PEComa 的良恶性诊断标准尚未确立，Folpe 等列举出肿瘤直径 >5 cm、浸润性增殖、高度核异型、核分裂像 ≥ 1/50 HPF（high power field）、肿瘤坏死、脉管浸润等恶性肿瘤的高风险因素，根据这些因素将 PEComa 分为 benign、uncertain malignant potential 以及 malignant 这三类。本病例中未见以上任何一条高风险因素，根据 Folpe 的分类被定位 benign（良性）PEComa，手术治疗后观察 2 年，未见肿瘤转移、复发。

本病例在术前被诊断为类上皮细胞型 GIST，并未确诊 PEComa。大肠 PEComa 较为少见，但是 PEComa 的 SMT 样外观有以下几个特点：①肿瘤以黏膜直下至黏膜下层为主体增殖，隆起的边缘较为陡峭；②肿瘤细胞缺乏实性增殖的纤维成分，质地偏软。

结语

本文报告了笔者自身经历的、较为罕见的大肠 PEComa 1 例，同时也叙述了该病的临床病理学特征。

临床评述　江崎 幹宏　佐贺大学医学部附属病院光学医疗诊疗部

本病例为 1 例发生于横结肠的 PEComa（perivascular epithelioid cell tumor）。这类肿瘤是血管周围类上皮细胞来源的间叶系肿瘤，消化道的狭义 PEComa 的临床病理学特征近年来成为一项热议的话题。本病例的肿瘤在超声内镜（endoscopic ultrasonography，EUS）图像上位于第 3 层更深处、呈相对均一的低回声影。呈类似 EUS 图像的 SMT 样隆起型病变还包括 GIST（gastrointestinal stromal tumor）、神经鞘瘤、平滑肌（肉）瘤、神经内分泌肿瘤、颗粒细胞瘤等。然而，以上这几类肿瘤大多具有弹性且质地较硬，像本病例这样的呈低回声图像且质地偏软的 SMT 样肿瘤在鉴别诊断上异常困难。另外，本病例的肿瘤呈轻微结节状隆起并且表面伴有表浅溃疡，我个人也认同笔者的观点，应该将类上皮细胞型 GIST 列为首先考虑的鉴别诊断选项。从这点来看，认识到 PEComa 的存在对于消化道 SMT 的鉴别诊断还是有一定帮助的。本篇论文还总结了报告过的广义大肠 PEComa 病例，例如 AML（angiomyolipoma）的组织构成在 EUS 图像上应表现为马赛克样的回声影，这一特点可用来与狭义的 PEComa 进行鉴别。同时本文还提到了直径较小的 PEComa 呈带蒂息肉样外观这一特征，但愿随着病例的不断积累，这类肿瘤的图像特征也逐渐明了清晰。

参考文献

[1]Fletcher CDM, Unni KK, Mertens F（eds）. World Health Organization Classification of Tumours. Pathology and Genetics of Tumours of Soft Tissue and Bone. IARC Press, Lyon, pp 221–222, 2002.

[2]Bleeker JS, Quevedo JF, Folpe AL. "Malignant" perivascular epithelioid cell neoplasm: risk stratification and treatment strategies. Sarcoma 2012: 541626, 2012.

[3]Doyle LA, Hornick JL, Fletcher CD. PEComa of the gastrointestinal tract: clinicopathologic study of 35 cases with evaluation of prognostic parameters. Am J Surg Pathol 37: 1769–1782, 2013.

[4]日笠豊，山村誠，西上隆之，他．症例から得られる消化管疾患のポイント（38）—大腸のアンギオミオリポーマの1例．診断と治療 78: 227–229, 1990.

[5]Hou Y, Tan Y, Ji Y, et al. Polypoid perivascular epithelioid tumor of the colon. Arch Histopathol D D 13: 19–21, 2006.

[6]Yamamoto H, Oda Y, Yao T, et al. Malignant perivascular epithelioid cell tumor of the colon: Report of a case with molecular analysis. Pathol Int 56: 46–50, 2006.

[7]Oishi K, Fukuda S, Sakimoto H, et al. Angiomyolipoma of the colon: report of a case. Surg Today 39: 998–1001, 2009.

[8]足立史朗．Perivascular Epithelioid Cell Tumor（PEComa）．豊中病医誌 12: 15–32, 2012.

[9]Martignoni G, Pea M, Reghellin D, et al. PEComas: the past, the present and the future. Virchows Arch 452: 119–132, 2008.

[10]Folpe AL, Kwiatkowski DJ. Perivascular epithelioid cell neoplasms: pathology and pathogenesis. Hum Pathol 41: 1–15, 2010.

[11]Panagopoulos I, Mertens F, D ê biec–Rychter M, et al. Molecular genetic characterization of the EWS/ATF1 fusion gene in clear cell sarcoma of tendons and aponeuroses. Int J Cancer 99: 560–567, 2002.

[12]Folpe AL, Mentzel T, Lehr HA, et al. Perivascular epithelioid cell neoplasms of soft tissue and gynecologic origin: a clinicopathologic study of 26 cases and review of the literature. Am J Surg Pathol 29: 1558–1575, 2005.

Summary

Perivascular Epithelioid Cell Tumor of the Transverse Colon, Report of a Case

Makoto Sanomura[1], Yuki Ishihara,
Nanako Sakaguchi, Ayano Morishita,
Yoshitaro Yamamoto, Masanori Yamada,
Keisuke Yokohama, Hitoshi Nishitani,
Yuichi Sasaki, Hiroshi Kawasaki[2],
Masao Toyoda, Norikazu Nagata[3],
Yutaro Egashira[4], Yoshinobu Hirose,
Kazuhide Higuchi[5]

An 83–year–old male with fecal occult blood underwent colonoscopy and was found to have a submucosal tumor （diameter, 3cm）in the transverse colon. The submucosal tumor was relatively soft, formed a constriction, and had a somewhat irregular surface along with a small ulcer. Surgical resection was performed without biopsy–based diagnosis. Histopathological analysis revealed solid proliferation of round cells with eosinophilic cytoplasm. Findings of immunohistochemical and genetic analyses established the diagnosis of perivascular epithelioid cell tumor of the transverse colon.

[1]Department of Gastroenterology, Hokusetsu General Hospital, Takatsuki, Japan.

[2]Department of Surgery, Hokusetsu General Hospital, Takatsuki, Japan.

[3]Department of Pathology, Hokusetsu General Hospital, Takatsuki, Japan.

[4]Department of Pathology, Osaka Medical College, Takatsuki, Japan.

[5]Second Department of Internal Medicine, Osaka Medical College, Takatsuki, Japan.

2018 年 11 月例会精选

江崎 幹宏[1]　　　中岛 宽隆[2]

[1] 佐賀大学医学部附属病院光学医療診療部
[2] 早期胃癌検診協会附属茅場町クリニック

2018 年 11 月的早期胃癌研究会于 11 月 21 日（三）在笹川纪念会馆 2F 的国际会场召开。会议主持由中岛（早期胃癌检诊协会附属茅场町诊所）、江崎（佐贺大学医学部附属医院光学医疗诊疗部），以及海崎（福井县立医院病理诊断科）担任。"早期胃癌研究会图像呈现的基本与应用"环节由山野（札幌医科大学医学部消化内科教研室）主持，选取的主题为"内镜所见与病理所见对比的技巧：精髓在于对切除标本的处理上"。

[第 1 例]　60 多岁，女性。伴有腺瘤内癌及黏膜下层脂肪组织增生的神经节性神经瘤（病例提供：九州劳灾医院消化内科 西岛健一）。

年轻时曾被诊断神经纤维瘤病 I 型，因便潜血阳性行结肠镜检查发现该病变。读片由川崎（岩手医科大学医学部内科学教研室消化内科消化道组）负责。X 线灌肠造影图像上，自乙状结肠至降结肠可见大小不一的、形态多样的多发隆起型病变形成。尽管患者有神经源性肿瘤这一基础疾病，但是病变有一部分黏膜呈颗粒状，在影像学上无法用一元论来解释（**图 1a**）。内镜图像上，口侧隆起为伴有绒毛成分的上皮性肿瘤，并且背景黏膜伴有炎症性变化（**图 1b**）。但是肛侧的病变即使结合内镜图像考虑也难以判定其是肿瘤性还是炎症性（**图 1c**）。斋藤（市立旭川医院消化病中心），藏原（松山红十字医院胃肠中心）也同样认为病变口侧端的隆起为上皮性肿瘤，并且也都认为

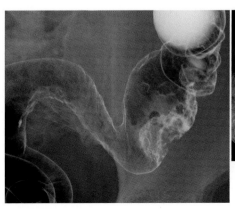
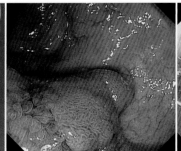
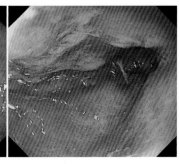

图1

a | b | c

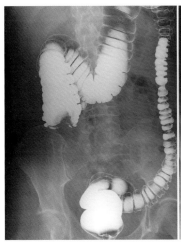
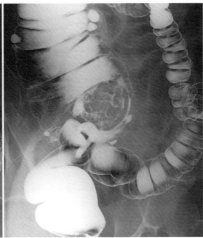
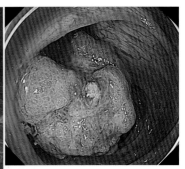

图2

病变肛侧伸展不良的部分难以判定其是肿瘤性还是炎症性。病例提供者随后报告称患者接受了腹腔镜下乙状结肠切除术治疗。

病理解说由槇原（九州劳灾医院病理诊断科）负责。仅有降结肠粗大隆起的部分是肿瘤性病变（腺瘤内癌），病变整体范围内黏膜肌层如同被神经纤维瘤样（neurofibromatosis）的伸展和黏膜下层的脂肪组织所夹在中间一样。江头（大阪医科大学病理学教研室）：除上述所见以外在非肿瘤性的黏膜中可见到伴有慢性炎症的黏膜变化，因此无法排除炎症背景下发生癌变的可能性。另外，海崎（福井县立医院病理诊断科）评论道：neurofibromatosis与脂肪组织增生的范围一致，由此可以推测两者之间可能存在关联性。随后又提到了脂肪组织增生显著的部分是否为病变肛侧的壁增厚部分或者是黏膜下肿瘤（submucosal tumor，SMT）样隆起部分在图像上的反映。

[第2例]　40多岁，男性。回肠弥漫性大B细胞淋巴瘤（病例提供：千叶德洲会医院消化内科 宇贺治良平）。

健康查体时发现便潜血阳性以及腹部超声检查的异常，随后接受结肠镜检查。读片由佐野村（北摄综合医院消化内科）负责。X线灌肠造影图像上可见回肠末端一处有分叶倾向的隆起型病变及其引起的肠套叠样改变（图2a、

b），从病变的形态来看，在影像学上要考虑IFP（inflammatory fibroid polyp）及恶性淋巴瘤等鉴别诊断。内镜图像上该病变呈伴有溃疡形成的多结节状隆起形态（图2c），NBI（narrow band imaging）及结晶紫（crystal violet）染色未见上皮性肿瘤样变化，除IFP和恶性淋巴瘤以外，更要考虑错构瘤性息肉的可能性。另一方面，赤松（长野县立信州医疗中心内镜中心）却认为尽管病变的表面结构为非肿瘤性，从不规则的隆起形态来看要考虑恶性淋巴瘤和neuroendocrine carcinoma（神经内分泌癌）的可能性。

病理解说由二村（福冈大学医学部病理学教研室）负责。病变位于回肠末端，为单发性的、伴有皱褶及溃疡形成的隆起型病变，可见大型的异型淋巴细胞以黏膜下层为主的部位密集增殖。这部分肿瘤细胞之前在外院被认为是滤泡性淋巴瘤，但是病变的CD10免疫组化染色为阴性，MIB-1la-belling index>80%并且增殖活性较高，MUM-1（+），从这几点来看还是考虑为弥漫性大B细胞淋巴瘤更为妥当。另外，尽管隆起部的溃疡有可能是受肠套叠的影响而形成的，但是从黏膜固有层内密集浸润的淋巴细胞这一点来推测，溃疡也有可能是随着肿瘤的生长而形成的。另外，渡边（PCL JAPAN）则认为溃疡底部显著的毛细血管增生

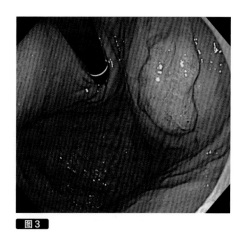

图3

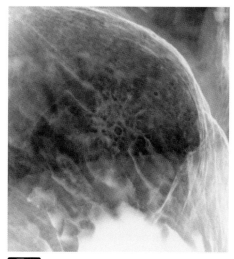

图4

有可能是受到肠套叠影响而形成的。（江崎）

[第3例] 70多岁，男性。罕见形态的胃底腺型腺癌（病例提供：癌研有明医院消化内科 土方一范）。

患者健康查体时行胃X线造影检查发现胃穹隆部隆起型病变。读片由吉永（国立癌研究中心中央医院内镜科）和长滨（千叶德洲会医院消化内科内镜中心）负责。吉永：胃X线造影图像和白光内镜图像上（**图3**）可见2~3 cm大小的、柔软黏膜下肿瘤（submucosal tumor, SMT）样隆起型病变，诊断为隆起型早期胃癌。长滨：肿瘤表面黏膜结构的变化较少，由于背景黏膜是胃底腺区域，诊断要考虑胃底腺型胃癌的可能性。吉永：从NBI（narrow band imaging）放大观察图像看，可诊断为具有SMT样增殖成分的胃底腺黏膜型腺癌。长滨：从黏膜伸展的情况来看，考虑为黏膜下异位性胃腺体来源的质地较软的癌。入口（东京都癌检诊中心消化内科）：质地较软的SMT样改变有可能是淋巴细胞聚集的表现。吉永：从超声内镜图像来看，尽管隆起型病变的黏膜下可见囊状扩张的腺管结构，但这一机构是否与肿瘤瘤体相连接是很难判定的。

病理解读由河内（癌研有明医院病理部）负责。病理诊断为胃底腺型腺癌，0-Ⅱa型，

pT1b2（SM2，2000 μm）。肿瘤表层为中~高分化型管状腺癌，细胞形态与胃固有腺细胞类似。肿瘤深部的黏膜下层可见囊状腺管构造，这一部分诊断为扩张的肿瘤腺管。免疫组化特殊染色所见：MUC6（+），HIK1083（-），pepsinogenI（+），MUC5AC（-），细胞形态符合胃底腺型腺癌。渡边（PCL JAPAN）：临床影像上所见到的肿瘤柔软的外观是病变富含细胞成分的表现。小山（佐久医疗中心内镜科）：我认为这一外观所反映的是肿瘤黏膜下层部分的浮肿样变化。

[第4例] 70多岁，女性。*H. pylori* 阴性胃MALT淋巴瘤（病例提供：札幌厚生医院消化内科 荻原武）。

患者行胃X线检诊时发现的这一病变。*H. pylori*（*Helicobacter pylori*）血清抗体为阴性。山里（东京都癌检诊中心消化内科）：胃X线造影图像上于胃体大弯上段前壁的胃底腺区域可见一处阴影钡斑。病变为凹陷型、约15 mm大小，伴有黏膜皱襞中断，凹陷内可见形态不规则的透亮影，因此诊断考虑为未分化型早期胃癌的黏膜内病变（**图4**）。随后病例提供者指出内镜图像上有2处需引起注意的病变。山里：胃X线造影上的第1处病变在白光内镜图像上凹陷边缘与周围黏膜逐渐移行，边界不甚

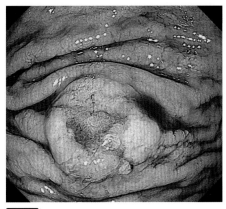

图5

清晰。并且第 2 处病变也与第 1 处病变类似，因此本病例诊断为胃 MALT（mucosa-associated lymphoid tissue）淋巴瘤。赤松（长野县立信州医疗中心内镜中心）也同样支持山里的诊断，认为这是一例 *H. pylori* 阴性的胃 MALT 淋巴瘤。小泽（综合犬山中央病院消化内科）：凹陷型病变内部可见多中心性的黏膜聚集像，这点可以与胃结节病相鉴别。山里：NBI（narrow band imaging）放大图像上，细微表面结构提示胃底腺结构残存，细微血管结构的图像却与未分化型胃癌不符，以上所见符合 MALT 淋巴瘤的改变。赤松也同样认为树枝状的微小血管支持 MALT 淋巴瘤的诊断。随后病例提供者报告里内镜下活检结果是胃 MALT 淋巴瘤。

病理解读由市原（札幌厚生病院病理诊断科）担任。活检标本中可见肿瘤性淋巴细胞于黏膜固有层增殖，免疫组化染色 CD20（+）、CD79a（+）、Bcl-2（+）、CD10（-），符合 MALT 淋巴瘤的表现。为了进一步明确诊断，市原还加做了 FISH（fluorescence in situ hybridization），检查中检出了 API2（MALT1），本病变的最终诊断为发生于 *H. pylori* 阴性胃的 MALT 淋巴瘤。

［第 5 例］　80 多岁，男性，呈非常有趣形态的胃底腺型腺癌（病例提供：德岛县立中央病院消化内科 高桥幸志）。

这是一例因剑突下疼痛行胃镜检查而发现的约 15 mm 的病变。长屋（信州大学医学部附属医院消化内科）：从白光内镜的图像上来看，胃体部隆起的隆起边缘较为陡峭并且隆起顶部可见一浅凹陷，该病变考虑为呈黏膜下肿瘤样增殖的上皮性肿瘤（图5）。吉村（济生会福冈综合医院消化内科）：注意观察一下肿瘤顶端隆起的凹陷面与周围隆起部分的高低差，从这点来看要考虑肿瘤的 inverted growth 增殖样式。丸山（藤枝市立综合医院消化内科）：病变顶部的凹陷表面未见肿瘤成分露出，并且凹陷表面黏膜所表现出的不均一结构有可能是由于表面被覆上皮与其正下方的肿瘤成分之间的距离不一致所导致的。长屋：NBI（narrow band imaging）放大图像上可见病变顶部肿大的 villi 样改变，并未见到明显的提示上皮性肿瘤的改变，可以解读为黏膜下的肿瘤成分影响到了被覆上皮的形态。超声内镜图像上可见肿瘤正下方的囊状结构，考虑为 inverted growth 样的增殖模式。病例提供者随后报告称内镜下活检组织图像可见病变顶部的黏膜缺损，实施 ESD（endoscopic submucosal dissection）治疗完整切除了该病变。

病理解读由工藤（德岛县立中央医院病理诊断科）负责。最终病理诊断为胃底腺型腺癌，0-Ⅱa+Ⅲ型，pT1b2（SM2，3000 μm），免疫组化染色：MUC6（+），MUC5AC（-），pepsinogen I（+）。藤田（岩手医科大学医学部病理诊断学教研室）：ESD 标本上可见肿瘤成分露出于黏膜表面并向黏膜下浸润，受活检的影响病变黏膜表层与深部的囊状成分缺损，难以对肿瘤的增殖样式做出准确的判断。最后岩下（福冈大学筑紫病院病例部）与上山（顺天堂大学医学部附属顺天堂医院消化内科）评论道：使用初次活检标本对肿瘤表层部位进行 MUC5AC 免疫组化染色可有效地将胃底腺型胃癌与胃底腺黏膜型胃癌相鉴别。　　　（中岛）

编辑后记

菅井 有　岩手医科大学病理诊断学教研室

大肠肿瘤性病变的病理诊断受大肠肿瘤分子机制解读方面进步的影响，已从过去单纯凭借组织学所见做出病理诊断的模式转变为通过组织学所见结合分子机制异常来做出诊断的模式。WHO分类也随之做出了修订，分子机制异常方面的内容大幅增加。然而，病理诊断以 HE 染色标本上所见到的组织学改变为依据而做出诊断这一基本点是始终未曾改变的。尽管病理诊断是一种主观的判断，却有众多先辈在不断地努力尝试建立客观的诊断标准。先前所述的分子病理诊断标准也是在这些先辈努力的基础上建立的，这点不容忘却。

本书由 3 部分主题构成。第一部分由小嶋基宽医生执笔，题为《结肠黏膜内癌的诊断标准与问题》。在日本，黏膜内癌分为上皮内癌和固有层浸润癌这个种类，在欧美则没有这一区分，二者之间并无严格的区分标准。除孤立癌细胞巢形成与结缔组织增生（desmoplasia）形成之外，确实也没有其他的客观诊断标准，仅凭这些改变判定固有层浸润的话有可能会漏诊一些实际上浸润深度更深的病变。但是近来有一种明显的倾向认为不规则分支的癌腺管与高度乳头状变化提示固有层浸润，尽管这一理论尚未得到广泛的共识。此外，不同病理医生对于高级别腺瘤与上皮内癌之间的鉴别也会存在差异，这一点上现阶段也同样尚未形成广泛的共识。然而，对细胞异型的判断只要是有主观性存在，不同病理医生之间诊断的差异就自然无法避免。即便这两种病变在病理诊断上存在差异，对临床工作来说却是没有什么影响的，因此从务实的角度来说判断这两种病变的差异对于病理医生来说并不是那么重要的议题。简而言之，病理医生应该向临床医生告知自己的诊断标准，并且不要轻易将之前一直使用的诊断标准更改，这一点是很重要的。此外，本篇论文还指出了癌细胞拷贝数的变化对癌的进展有质的影响（拷贝数变化的瓶颈作用），这个理论是支持笔者们的一贯主张的（Sugai T, et al. Oncotarget 9:22895–22906, 2018; Eizuka M, Sugai T, et al. J Gastroenterol 52:1158–1168, 2017）。染色体的变化或许会有助于大肠肿瘤良恶性鉴别，希望今后这一变化可被作为一项检查指标应用。

林宏行医生撰写了题为《溃疡性结肠炎相关异型增生的诊断标准与问题》的论文，并在其中论述了自己的观点。本篇论文提到发育异常（dysplasia）的组织病理学特征对于临床工作具有实际意义。望各位读者牢记这些形态学改变，今后在病理诊断当中灵活地运用这些知识。该论文还论述了其他一些 dysplasia 相关的组织病理学改变，但是这部分内容并不十分完整。另一方面，除 TP53 过表达一直以来被作为鉴别散发腺瘤与 UC 相关异型增生的标志物之外，该论文并未介绍其他的鉴别标志物，这一诊断难题似乎在今后也难以得到有效解决。另外，文中还提到了 UC 的致癌假说，但是在我个人的印象里，炎症黏膜→异型增生黏膜→致癌这一机制一直处在正在研究的状态当中。UC 相关大肠癌与散发大肠癌的致癌假说存在些许差异，二者之间存在的共同点却是今后需要重点研究的课题。这一点还望由 UC 病例较多的医疗机构来牵头研究相关的分子机制。

最后一篇是关于锯齿状病变的论文（菅井论文），关于锯齿状病变的诊断标准，日本制定的标准正在逐渐定型，但是腺体底部的形态学改变越来越受到广泛重视，有必要重新审视诊断标准的时刻正在到来。虽然在我个人的印象里，锯齿状病变分子机制异常的阐述已趋于完善，但是 microRNA 的分析是今后必要的发展领域。我认为今后还有必要进一步、更细致地探讨分子机制异常的蓄积与组织病理学所见的相关联性。本篇论文还提出了一些新的病例分型，特别是 SuSA 以往都被称作 "adenoma with serration" 或 "第 3 种腺瘤"（third type adenoma），Sekine 等通过研究明确了该类型病变等分子机制异常的特征，使得大家再次认识到了这类病变的独立性。TSA 根据息肉起始部的差异可被分为两种不同亚型，这一方面的研究也在持续推进当中，但愿今后有进一步的发展。

另外，大肠肿瘤性病变的内镜诊断方面专家山野泰穗医生执笔撰写的开篇序言也非常精彩。山野医生很能够理解我们这些病理医生，但是作为一名内镜医生他对病理医生的要求也是很高的，他提出的建议还是具有一定的价值。内镜医生对于病理医生都有哪些期待？望各位病理医生能够仔细阅读。

本书在最后部分介绍了由消化道专科病理医生参加的讨论 27 个事先已做出诊断的大肠肿瘤性病变的座谈会以及八尾隆史医生对这 27 个病例诊断结果所做出的总结。推荐各位务必要读一下这部分内容。如此一来便可以理解消化道专科病理医生对于大肠肿瘤性病变诊断的现状。座谈会这一部分内容作为读物来说读起来还是比较轻松的，除病理医生外，希望内镜医生、外科医生也能够活用这部分知识。在这个基因组医学全盛的时代，如果本书能够确切地讲明病理诊断的相关前沿进展，对于参加编写本书的人员来讲那就是一件无比喜悦的事情了。